# PRÉCIS HISTORIQUE

## DE L'ÉTABLISSEMENT

DE LA

# VACCINE

DANS LE DÉPARTEMENT

DU

## HAUT-RHIN.

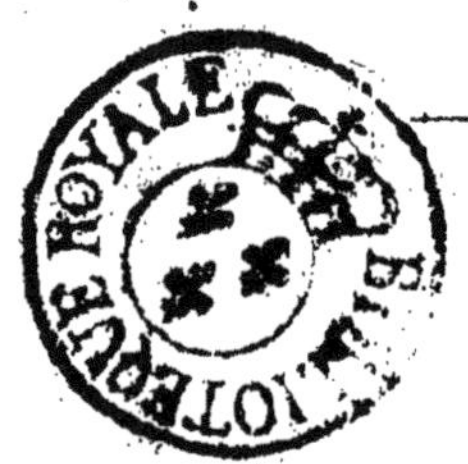

*COLMAR*,
de l'Imprimerie de DECKER fils, Imprimeur
de la Préfecture.

1811.

# AVANT-PROPOS.

Rappeller aux habitans du Haut-Rhin ce que M.r le Baron Des Portes, Préfet de ce Département, a fait pour y introduire et y propager la vaccine, c'est leur retracer un des bienfaits les plus signalés de son administration. Mais nous avons moins pour but de désigner ce respectable Magistrat à la reconnaissance dont ses administrés aiment à lui payer le juste tribut, que de fixer par des dates précises, par des faits notoires l'époque mémorable où la vaccine a été introduite dans ce Département, de constater les rapides progrès de cette pratique salutaire, et de présenter le tableau des succès qu'elle a obtenus dans une période de huit années.

On ne peut plus révoquer en doute les avantages inappréciables de la nouvelle inoculation, sur tout à l'époque de la vie où les probabilités sont si faibles en faveur de l'existence ; et cependant il s'en faut encore de beaucoup que la vaccination soit aussi appréciée, aussi généralement répandue qu'elle devrait l'être. Les leçons de l'expérience, les moyens de persuasion, la volonté du Gouvernement, ses ordres mêmes ont échoué en partie contre l'inconcevable incurie de la masse du peuple pour son intérêt le plus cher, celui de sa conservation. Quel serait donc le sort de la vaccine, si l'action bienfaisante des autorités et des estimables philantropes qui font cause commune avec elles, se ralentissait un seul moment?

Le recueil que nous offrons au public, prouvera ce que peuvent, pour opérer le bien, le zèle et la persévérance d'un Magistrat éclairé, qui fait du bonheur de ses administrés l'objet de sa plus constante sollicitude. C'est aux fonctionnaires administratifs, aux Ministres des cultes, et sur-tout aux hommes de l'art qui l'ont si puissamment secondé dans la propagation de la nouvelle inoculation, à consommer l'ouvrage, à consolider le bienfait, en redoublant d'ardeur et d'activité pour maintenir les institutions et les réglemens salutaires dont nous leur présentons la collection complette.

# EXTRAIT
## DES REGISTRES
## DE LA PRÉFECTURE
## DU
## DÉPARTEMENT DU HAUT-RHIN.

*Du* 10 *germinal an XI de la République française, une et indivisible* (31 mars 1803.)

### ARRÊTÉ, N.° 8,385.

LE PRÉFET DU DÉPARTEMENT DU HAUT-RHIN, considérant que tout ce qui intéresse la population et la conservation individuelle de ses administrés, doit provoquer la sollicitude particulière de l'Autorité supérieure;

Considérant que chaque année la petite vérole moissonne dans les villes et les campagnes un grand nombre d'enfans, et porte la désolation au sein des familles;

Considérant que les mouvemens de la population des années IX et X confirment malheureusement cette vérité, et justifient en même tems, que sur les points du Département, où la vaccination a été pratiquée, la petite vérole a fait beaucoup moins de ravages;

Considérant que des officiers de santé, recommandés dans l'opinion publique par leur zèle et leurs talens, ont fait tout ce qui a été en leur pouvoir pour répandre cette importante découverte, mais que toutes ces expériences sont isolées, et n'ont pas obtenu cette publicité qui éclaire et qui persuade;

Considérant qu'il importe de faire cesser toutes les incertitudes, et que le moyen le plus sûr d'y parvenir, est de constater les résultats de la vaccine, sous la surveillance et les auspices de l'Administration;

ARRÊTE:

ARTICLE PREMIER.

Il sera établi à Colmar un Comité de santé composé de trois Docteurs en médecine, lequel s'occupera de constater par des expériences multipliées la qualité préservatrice de la vaccine contre la petite vérole, et de propager l'usage de cette découverte.

II. Pour l'exécution de l'article précédent, tous les enfans entretenus à l'hospice civil de Colmar, seront exclusivement vaccinés par les membres du Comité médical.

III. Le Comité tiendra un registre particulier, sur lequel il inscrira, jour par jour, les symptômes qui se manifesteront sur l'individu vacciné, depuis le moment de l'insertion du virus; il y relatera en même tems le résultat des contre-épreuves qu'il aura faites.

IV. Le Comité tiendra au moins chaque semaine une séance publique, qui sera particulièrement destinée à vacciner les enfans des citoyens peu fortunés, soit de la ville, soit de la campagne.

V. Chaque Sous-Préfet pourra établir, au chef-lieu de l'arrondissement, un Comité composé de deux Docteurs en médecine au moins, chargés de faire les mêmes expériences, et de les constater de la manière prescrite par l'article précédent; les membres de ces Comités correspondront directement avec le Comité central, et lui transmettront le relevé du registre contenant leurs observations.

VI. Le rapport du Comité central sera rendu public par la voie de l'impression.

VII. Sont nommés membres du Comité médical de Colmar Messieurs *Lang* et *Morel*, Médecins-Physiciens de la ville, et *Bartholdy*, Docteur en médecine.

VIII. Le présent arrêté sera imprimé dans les deux langues, lu et publié dans toutes les communes du ressort, à la diligence des Maires; un exemplaire en sera adressé au Ministre de l'Intérieur.

*Signé* FÉLIX DES PORTES, Préfet.

*Certifié conforme:* Le Secrétaire général de la Préfecture. J. BRICHE.

---

*Extrait des Registres de la Préfecture du Département du Haut-Rhin, du 26 prairial an XI de la République française, une et indivisible* (15 juin 1803.)

Le Préfet du Département du Haut-Rhin, vu son arrêté du 10 germinal dernier, et le rapport du Comité de vaccine établi à Paris;

Considérant que les avantages résultant de la vaccine, constatés avec la plus grande authenticité par des hommes de l'art investis de la confiance publique, ont fixé irrévocablement l'opinion sur cette précieuse découverte;

Considérant que le Gouvernement se prononce sur la propagation de cette méthode, et la recommande de la manière la plus expresse;

Considérant que la faculté donnée aux Sous-Préfets, d'établir ou non des Comités de vaccinations dans leurs arrondissemens, devient aujourd'hui, pour eux, une obligation dont ils ne peuvent se dispenser;

Arrête:

Art. I.er Chaque Sous-Préfet formera, au chef-lieu de l'arrondissement, un Comité de vaccine, chargé d'opérer, comme il est dit aux articles premier et troisième de l'arrêté du 10 germinal pour le Comité de vaccination établi à Colmar.

II. Il sera disposé dans l'hospice civil de chaque chef-lieu de Sous-Préfecture une salle particulière, séparée de celles affectées au service ordinaire, où les familles pauvres pourront faire vacciner gratuitement leurs enfans.

III. Les dépenses extraordinaires qui en résulteront pour les hospices, leur seront remboursées sur les fonds affectés aux dépenses variables du Département.

IV. Le Comité de vaccine pour l'arrondissement d'Altkirch sera formé à Mulhausen : une salle de l'hospice civil de cette ville y sera préparée, comme il est dit en l'article II.

V. Chaque Comité fera connaître le résultat de ses opérations au Comité central de Colmar, et celui-ci correspondra directement avec le Comité central de Paris.

VI. Les officiers de santé, qui s'occupent isolément de la pratique de la vaccine, sont invités à entretenir des relations avec le Comité central de Colmar.

VII. Les Ministres du culte, les Membres des autorités publiques, sont pareillement invités à user de leur influence, pour faire connaître, au sein des familles, les avantages de la vaccine, et éclairer les incertitudes qui peuvent encore s'opposer à son adoption.

VIII. Le présent arrêté sera imprimé en placard dans les deux langues, publié à la diligence des Maires des communes, et affiché dans les lieux accoutumés, pour qu'il soit généralement connu.

*Signé* FÉLIX DES PORTES, Préfet.

*Certifié conforme:* Le Secrétaire général de la Préfecture, *signé* J. BRICHE.

---

*RAPPORT SOMMAIRE des travaux des Comités de vaccine, établis dans le Département du Haut-Rhin, pendant le dernier sémestre de l'an XI de la République* (avril, mai, juin, juillet, août et septembre 1803) *présenté à M.r FÉLIX DES PORTES, Préfet, par le Comité central, séant à Colmar.*

MONSIEUR LE PRÉFET,

DE tous les préjugés, les plus difficiles à détruire sont ceux qui tiennent directement à la conservation des hommes; et sous ce rapport, l'inoculation de la vaccine a rencontré des obstacles qu'il eût été impossible de vaincre sans les résultats constans d'une longue expérience.

Pratiquée depuis l'an IX (1800 et 1801) dans quelques contrées de ce Département, la vaccine avait acquis, il est vrai, plusieurs partisans zélés; mais elle était encore bien loin d'avoir obtenu un assentiment général: et peut-être serait-elle retombée dans l'oubli le plus profond, si votre philantropique sollicitude pour tout ce qui intéresse le bonheur de vos administrés ne vous eût fait établir dans chaque arrondissement de Sous-Préfecture un Comité médical chargé d'introduire dans les campagnes et d'y populariser la bienfaisante pratique de la vaccination.

C'est à l'époque où vous avez pris cet arrêté conservateur, que se rapportent, Monsieur le Préfet, les véritables succès de l'inoculation de la vaccine dans ce Département : c'est de-là que datent ses résultats les plus avantageux. Alors, et par un mouvement simultané, vous avez vu tous nos collègues redoubler de zèle, multiplier leurs efforts pour remplir vos vues paternelles ; vous les avez vus commander au peuple la confiance dans la nouvelle inoculation, en y soumettant leurs proches ; et vous savez aussi que là où l'habitant des campagnes était inaccessible à la persuasion, que là où il se refusait à la force de l'exemple, souvent nous avons été assez heureux de vaincre ses préjugés en stimulant son intérêt personnel, toujours plus puissant que la voix de la froide raison. Et par quels moyens avons-nous obtenu une réussite aussi complette? Nous l'avons obtenue, presque toujours, par le dévouement si naturel à tout médecin philosophe, et quelquefois par le faible sacrifice de nos moyens pécuniaires. Tel est, en effet, l'empire d'un Magistrat éclairé, que tout ce qui est utile s'exécute, s'accomplit, par cela seul qu'il en a conçu l'idée, qu'il en a témoigné le désir. A cette légère esquisse, qui pourrait vous méconnaître, Monsieur le Préfet! Vous, le digne organe d'un Gouvernement libéral et fort de sa propre volonté, parce qu'il réunit les vœux et l'affection du peuple!

Nous n'avons pas cru devoir joindre au résumé de nos travaux, l'histoire médicale de la vaccine. Des médecins célèbres ont rempli depuis long-tems cette tâche importante; et c'est sur-tout au zèle infatigable, aux recherches savamment multipliées du Comité de vaccine, à Paris, que nous devons la certitude de l'innocuité de cette maladie et de sa vertu préservatrice contre la petite vérole. Nous avons jugé cependant qu'il convenait de faire précéder ce rapport par une notice des essais qui ont été faits isolément pour propager l'inoculation de la vaccine, depuis l'époque où elle fut connue dans ce Département jusqu'au moment de la formation des Comités, dont l'établissement est antérieur aux ordres donnés à ce sujet par le Ministre de l'intérieur. A la suite de cette notice, nous ferons connaître le résultat de nos opérations en les classant par ordre de Sous-Préfecture : nous indiquerons également les anomalies les plus remarquables, que nous avons observées dans le développement de la vaccine: et nous terminerons cet exposé par le détail des contr'épreuves de tout genre que nous avons faites pour fixer irrévocablement l'opinion publique dans ce Département, sur les avantages reconnus de cette nouvelle inoculation.

Les premiers essais de l'inoculation de la vaccine dans le Département du Haut-Rhin, datent du commencement de l'an IX de la République (septembre 1800) et à cette époque, la ville de Mülhausen devint le berceau de la vaccine, tout comme elle avait été l'asyle de l'inoculation de la petite vérole. Mise en pratique par notre estimable collègue, le Docteur Kœchlin, la vaccine fut accueillie avec empressement, et les environs de Mülhausen jouirent les premiers des bienfaits qu'elle procure. Bientôt elle fut connue dans les cantons circonvoisins, aux pieds des Vosges, dans leurs vallées fertiles, et sur leurs sommets contemporains du monde : et ces progrès rapides ont été le résultat du zèle infatigable de notre collègue Kœchlin, et de l'empressement de ses honorables confrères (*) à partager ses travaux philantropiques. Ce fut dans une de ces vallées populeuses des Vosges, à Modau, canton de St. Amarin, que la vaccination obtint les succès les plus marqués, les plus prompts, par les soins de M.r *Basler*, Ministre du culte, que le Docteur Kœchlin avait formé à la pratique de la nouvelle inoculation : et c'est par le zèle inappréciable de ce digne pasteur, qu'en moins de trois ans, six cents individus de tout âge ont été vaccinés dans ce canton.

(*) MM. Risler, médecin de l'hospice civil, Peyer et Vetter, Docteurs en médecine.

Au mois de floréal an IX, (mai 1801) le Docteur Saucerotte, de Luneville, reproduisit à Colmar l'inoculation de la vaccine qui y avait été suspendue pendant l'hiver, parce qu'alors on croyait encore que pour la faire avec avantage, il fallait choisir la saison la plus favorable de l'année. Une vingtaine d'enfans avaient été vaccinés par ce médecin avec le plus grand succès: depuis lors, la nouvelle méthode y fut pratiquée sans interruption; et, de la ville, elle fut portée de proche en proche dans les communes rurales, par les soins de deux officiers de santé, MM. Remy et Lindwurm, et principalement par l'un de nous, le Docteur Bartholdy, au moyen de nombreux envois de fluide vaccin.

Par tout, les hommes de l'art rivalisaient de zèle pour faire connaître au peuple les grands avantages de la vaccine. C'est ainsi qu'à Ribeauvillé, le Docteur Clad, secondé par M.r Kœhler, officier de santé, en propageait l'inoculation dans les campagnes voisines, et bientôt le nombre de leurs vaccinations s'est porté jusqu'à trois cents. A Ricquewir, M.r Schreiner, Chirurgien, préconisait les avantages de la nouvelle méthode, et son exemple fut suivi de près par M.r Schweitzer, officier de santé à Guémar.

A Neufbrisack, M.r Blandin, Docteur en chirurgie, faisait connaître au public, par des annonces, les résultats heureux de la vaccine, et en popularisait la pratique, en donnant gratuitement ses soins aux citoyens peu fortunés. Le Docteur Deck en multipliait l'inoculation dans toutes les communes du canton de Guebwiller; et, si les habitans de la vallée de St.e Marie-aux-mines jouissent des avantages précieux de la nouvelle méthode, ils en sont redevables à MM. Staub et Cellarius, Médecins.

Depuis long tems aussi, la vaccine avait fixé toute l'attention de notre confrère le Docteur Morel, à Montbéliard; le Docteur Belin, à Belfort, s'en occupait également avec beaucoup de zèle; et M.r Kossmann, Médecin à Altkirch, en introduisait l'usage, en utilisant le fluide vaccin qui lui avait été envoyé par le Comité de Paris: à Bienne, l'extrême frontière du Département, dans un pays âpre, où les communications sont très-difficiles, MM. Schaffter, Officier de santé, et Blösch, Médecin, multipliaient leurs efforts pour propager la nouvelle méthode.

Enfin, au commencement de l'an X, (septembre 1801) l'un de nous, le Docteur Morel, à son retour de l'armée du Portugal, dont il avait été Chirurgien en chef, naturalisait l'inoculation de la vaccine dans la vallée de Munster; cette vallée si intéressante par ses sites pittoresques, son industrie multipliée, et la bonhomie patriarcale de ses habitans. Dans le court espace d'un mois, trois cents enfans y furent vaccinés par les soins de notre collègue et ceux de M.r Steinbrenner, Officier de santé, plein de mérite, et qui a surmonté avec courage tous les désagrémens qui lui étaient suscités dans le cours de ses opérations, par la cupidité de quelques médicastres.

Tout en s'occupant de l'inoculation de la vaccine dans cette vallée, notre collègue faisait des recherches sur l'existence de cette affection des vaches, et c'est à l'obligeance de M.r *Lucé*, Ministre du Saint Evangile à Munster, qu'il doit les renseignemens suivans :

1.° Dans le fond de la vallée de Munster, les vaches sont sujettes à une maladie particulière, caractérisée par des boutons qui s'élèvent sur le pis de l'animal.

2.° Cette maladie est connue dans le pays, sous le nom de *pustules ardentes*, en allemand *Brennblattern*.

3.° Elle est très-fréquente au printems, à l'époque où les vaches sont, comme on dit, en plein lait.

4.° La durée ordinaire est de dix jours environ, et elle se communique très-facilement au bétail par co-habitation.

5.° Il n'est pas à la connaisance personnelle des fermiers, que les individus qui soignent les vaches, contractent cette maladie; cependant quelques-uns en parlent par ouï-dire.

6.° Avant la découverte du Docteur Jenner, on n'attachait à ces boutons aucune idée relative à la préservation de la petite vérole.

Bien

Bien que ces renseignemens indiquassent l'existence d'une maladie éruptive, qui se manifeste au pis des vaches, et se transmet par co-habitation, ils étaient trop indéterminés pour en faire connaître l'identité avec la vaccine.

Un seul moyen pouvait en donner la certitude promptement, et d'une manière péremptoire, c'était d'inoculer à une vache du fluide vaccin, pris sur l'homme, et de comparer le résultat de cette expérience avec la maladie connue. Cet essai fut tenté, avec le plus grand succès, par M.r Steinbrenner, et le produit de cette inoculation, au jugement des grands propriétaires de troupeaux, était parfaitement semblable à la maladie des vaches, connue dans le pays, sous le nom de *pustules ardentes*.

Ainsi donc, il ne peut y avoir de doute sur l'existence de la vaccine en France, et la crainte de la perdre doit cesser dès ce moment.

Le Comité se propose, d'ailleurs, de pousser plus loin ses recherches; il les dirigera sur-tout à découvrir la cause probable de cette singulière maladie; et déja, par les notions qu'il a acquises, il peut annoncer, avec certitude, qu'elle n'est pas l'effet de la communication des vaches en pâturage commun avec des chevaux attaqués des eaux aux jambes, comme le présume le Docteur Jenner.

Une population d'environ quatre cent mille ames jouit, en ce moment, de tous les avantages que produit la vaccine; et pour répandre ce bienfait inappréciable sur toute la surface de ce Département, il n'a fallu que le zèle d'un petit nombre de philantropes éclairés. Mais ce qui est plus étonnant encore, c'est que, parmi les gens de l'art, parmi les inoculateurs, les plus famés sur-tout, aucun ne s'est montré le détracteur de la nouvelle méthode; car on ne saurait qualifier ainsi des hommes qui témoignent une sage réserve sur une pratique inusitée, jusqu'à ce qu'ils aient pu fixer leur opinion, en éclairant l'expérience par le raisonnement.

Cependant, il faut en convenir, nous avons eu à vaincre plus d'un obstacle pour généraliser l'usage de la vaccine; mais nous n'en avons jamais rencontré que là où de fausses idées religieuses avaient abâtardi l'esprit du peuple; partout ailleurs, la nouvelle méthode a été accueillie avec empressement; et cette fois aussi, la nation juive a suivi nos usages, pour en partager les heureux résultats.

---

## COMITÉ CENTRAL A COLMAR.

Par son arrêté du 19 germinal de l'an XI, le Préfet ayant ordonné que tous les enfans entretenus à l'hopital civil de Colmar seraient soumis à la vaccination, le Comité fit de suite disposer un local convenable à ses opérations; et pour y procéder avec méthode, il voulut s'assurer, par un recensement général, du nombre d'enfans qui avaient eu la petite vérole, et de ceux qui, ne l'ayant pas eu, devaient être vaccinés. Sur quarante-huit enfans existans dans cet hospice, dix-neuf avaient eu évidemment la petite vérole; et parmi les vingt-neuf autres, le Comité en jugea deux douteux, parce qu'il n'avait pu acquérir la certitude si ces deux individus avaient eu la petite vérole ou non. Cinq de ces enfans furent vaccinés le 26 germinal. La maladie se développa régulièrement, et suivit la marche ordinaire; mais l'un d'eux, une petite fille, âgée de neuf ans, eut, le quatrième jour, un accès de fièvre assez fort, qui se maintint jusqu'au cinq; et sur le bras gauche d'un enfant de quinze mois, on apperçut, le onzième jour, une efflorescence miliaire.

Dans le courant du mois de floréal, trente-quatre enfans furent soumis à l'inoculation de la vaccine, et dans ce nombre, cinq avaient résisté à l'infection. Le Comité ayant cru s'appercevoir que l'insuccès de la vaccination chez quelques individus, sur-tout chez les enfans de la campagne, tenait à l'aridité extraordinaire de la peau, décida que désormais, tous les sujets à vacciner prendraient préalablement un bain, ou que l'on tâcherait au moins de leur assouplir la peau par des lotions d'eau chaude. Le Comité eut bientôt occasion de reconnaître les avantages de ce procédé, et il croit devoir le recommander instamment à ses collègues, dans leurs opérations à la campagne.

Quarante-huit enfans furent vaccinés pendant le mois de prairial; et dans ce nombre étaient compris les cinq individus qui, le mois précédent, l'avaient été sans succès. Trois, sur ces cinq, le furent encore, cette fois, inutilement; malgré que l'on eut pris toutes les précautions nécessaires pour assurer le succès de l'inoculation. Des éruptions dartreuses, le plus souvent à la face, quelque fois au tronc, s'étaient manifestées après la dessication de la vaccine, chez huit enfans de la campagne; et le Comité avait envisagé ces éruptions comme une espèce de crise dépuratoire chez quelques-uns; et chez d'autres, il les avait attribués à des erreurs diététiques ou au défaut de propreté.

A-peu-près à la même époque, MM. Steinbrenner, à Munster, et Schreiner, à Riquewihr, avaient fait des observations analogues. Le premier, en consignant ces faits dans un mémoire très-détaillé, place au nombre des accidens qu'il a vu survenir à la dessication de la vaccine, les inflammations chroniques des yeux, les exanthêmes dartreux à la face, les dépots purulens dans différentes parties du corps. A la suite de cet exposé, M.r Steinbrenner nous demande si, pour obvier à ces accidens, il ne conviendrait pas d'employer les minoratifs, à la fin de la maladie, ainsi que cela se pratique après la petite vérole. « Je pense, dit-il, que ces moyens « seraient avantageux, si j'en juge par les bons « effets que j'en ai obtenus dans la cure de ces « accidens, sur-tout lorsque j'associais ces re- « mèdes aux altérans, tels que le soufre doré « d'antimoine, l'infusion de douce amère, etc. » Le Comité était déjà convaincu, par sa propre expérience, de l'utilité de ce traitement, et il le mettait en usage, même avant l'entière dessication des pustules vaccinales, chez les sujets qui annonçaient quelqu'affection maladive du systême lymphatique. Le simple exposé de ces faits suffira sans doute pour convaincre le public de la nécessité qu'il y a d'user au moins des précautions les plus ordinaires dans l'inoculation de la vaccine, et de l'inconséquence de ceux qui ne composent leurs futurs contingens que des chances les plus heureuses.

Pendant le dernier trimestre de l'an XI, cent quatre-vingt-sept enfans ont été soumis à l'inoculation de la vaccine qui fut répétée pour la troisième fois sur les individus qui avaient déjà été vaccinés sans succès, aux mois de floréal et prairial derniers. Le résultat de cette troisième opération ayant été tout aussi infructueux qu'auparavant, le Comité se décida à leur inoculer la petite vérole; l'insertion leur en fut faite aux deux bras, par le vésicatoire et des cotons imprégnés fraîchement de virus variolique. Cette quatrième épreuve n'eut pas plus de succès que les précédentes ; car l'infection fut si inerte sur ces trois individus, qu'il ne s'établit pas même le plus léger travail local.

Dans le courant de messidor, quelques enfans avaient pris une fausse vaccine ; et, chez plusieurs autres, elle s'était développée tardivement, les onzième et quinzième jour. A la suite des vaccinations de thermidor, nous avons observé souvent des éruptions vésiculaires, sur toute l'habitude du corps, lesquelles, cependant, disparaissaient en général au bout de quarante-huit heures. En fructidor, quelques exanthèmes dartreux, à la tête, s'étaient manifestés, après la dessication de la vaccine ; mais ils ont cédé promptement à l'usage des bains, du soufre doré d'antimoine, à petites doses, et de quelques minoratifs.

Au commencement de thermidor, le bruit se répandit que, dans une commune rurale, à une lieue de la ville, quatre enfans avaient pris la petite vérole après avoir été vaccinés. Le Comité s'empressa aussi-tôt de vérifier le fait, et chargea deux de ses membres, MM. Bartholdy et Morel, de se rendre sur les lieux; pour s'assurer, par eux-mêmes, de la nature de la maladie de ces enfans. Le résultat de leur visite fut que les quatre enfans, dont il s'agit, avaient réellement la petite vérole, qui était à son quatrième jour; qu'il était également vrai que, dix jours auparavant, on leur avait inoculé la vaccine dont les boutons étaient parvenus à leur entier développement; mais que l'infection variolique s'étant déjà manifestée, par les symptômes généraux, au sixième jour de la vaccination, il serait déraisonnable de vouloir s'étayer de ce fait, comme étant défavorable à la nouvelle méthode.

Peu de tems après, on publiait en ville qu'un enfant vacciné, trois mois auparavant, venait de prendre la petite vérole; mais notre collègue, le Docteur Morel, qui fut appelé pour donner ses soins à cet enfant, reconnut que la maladie n'était qu'une petite vérole volante bien caractérisée.

Il ne parvint cependant pas à en convaincre la mère de l'enfant, qui fondait son opinion contraire sur l'existence des boutons à la plante des pieds.

Ces événemens, quoique très-insignifians par eux-mêmes, sont cependant toujours fort désagréables, en ce qu'ils entretiennent cet esprit de doute, que le peuple conserve encore sur les avantages de la nouvelle inoculation, et qui en empêche les progrès ultérieurs. Aussi, pour éviter à l'avenir ces incidens fâcheux, avons-nous pris le parti de suspendre les vaccinations dans les communes où régnait la petite vérole, lorsqu'il ne nous était pas possible d'éloigner les enfans du foyer de la contagion, jusqu'après l'entier développement de la vaccine; et c'est encore par les mêmes motifs que nous avons cru devoir nous tracer une semblable conduite, dans les cas d'épidémie de rougeole.

Parmi les contre-épreuves que nous avons faites pour constater la vertu préservative de la vaccine, nous citerons, particulièrement, celle que nous avons tentée, dans une commune rurale, au moment où une épidémie variolique venait de s'y déclarer. Quarante-deux enfans vaccinés, à diverses époques, y furent exposés à tous les genres d'infection; et aucun d'eux n'en avait contracté la plus légère indisposition.

---

## 1.er COMITÉ D'ARRONDISSEMENT, A MULHAUSEN.

Ainsi que nous l'avons déjà remarqué, ce sont les médecins de Mülhausen, et surtout les membres du Comité de cet arrondissement, qui, les premiers, ont popularisé la nouvelle méthode d'inoculation, dans le Département du Haut-Rhin. Deux mille trois cent quatre-vingt-trois sujets, de tout âge, de tout sexe, qui, jusqu'à ce jour, ont été vaccinés par nos collègues, sont une preuve bien honorable du zèle qui a constamment dirigé leurs travaux, et établissent la masse des droits particuliers qu'ils ont à la reconnaissance publique.

Dans le grand nombre de leurs opérations, ils n'ont observé que sept vaccines bâtardes; et l'une d'elle ne s'était déclarée qu'après une troisième inoculation. Le docteur Vetter qui avait recueilli cette observation, dans sa pratique particulière, nous dit: que la marche de cette fausse vaccine avait été en apparence tellement régulière, qu'il s'y serait peut être mépris lui-même, si elle se fût manifestée à la première insertion. Pour en avoir une certitude complète, il inocula deux enfans, au bras gauche, avec l'humeur des pustules suspectées, et au bras droit, avec du fluide vaccin: le travail s'étant déclaré, dès le second jour, aux piqûres du bras gauche, il ne fut plus possible d'en méconnaître le caractère, alors surtout que l'on pût en juger comparativement avec la marche régulière que suivait l'éruption au bras droit.

Nos collègues ont vu rarement survenir, à la dessication de la vaccine, des éruptions générales, et toutes les fois qu'ils les ont observées, c'était sur des enfans de la campagne. Elles se desséchaient ordinairement vers le troisième jour, et jamais elles ne nécessitaient l'usage d'aucun remède.

Dans le grand nombre d'observations qui nous ont été communiquées par nos collègues des autres Comités du Département, on voit que ces éruptions générales, désignées par quelques médecins allemands, sous le nom de vaccine secondaire, se remarquent, presque toujours, dans les communes rurales; nous croyons, d'après cela, qu'elles sont plutôt le résultat d'une nourriture grossière, ou du manque de propreté et de soins, que l'effet consécutif de la vaccine, et nous invitons nos collègues à vérifier l'exactitude de notre opinion. Une seule fois, le développement de la vaccine fut tardif, et le travail aux piqûres ne se fit que le onzième jour. Le plus souvent aussi, la fièvre vaccinale était très-insignifiante, et quand elle marquait un peu d'intensité, c'était toujours chez des sujets très-irritables.

L'inoculation de la vaccine a toujours arrêté les progrès de l'épidémie variolique, et ce fait a été confirmé, en l'an X, d'une manière toute particulière, dans la commune d'Illzach, près de Mülhausen: déjà deux enfans y avaient été victimes de ce fléau, et un troisième en était fort maltraité, lorsque les habitans eurent recours à la vaccine. En moins de huit jours, tous les enfans qui avaient résisté à la contagion, furent soumis à la nouvelle inoculation, et l'épidémie variolique cessa dès ce moment.

Toutes les fois que la vaccine et la petite vérole se déclarent simultanément, l'une et l'autre de ces maladies poursuit sa marche ordinaire, et il est des cas où la vaccine paraît mitiger le caractère de la variole.

Il n'en est pas de même de la coïncidence de la rougeole, et les observations de nos collègues contiennent une longue série d'accidens graves qui se sont manifestés en pareil cas. Ainsi, l'un deux, le Docteur Kosmann, à Altkirch, a vu périr un enfant, le neuvième jour de la vaccine, dans un accès de convulsions survenu pendant l'éruption de la rougeole, qui s'était annoncée, deux jours auparavant; dans la même ville, cinq enfans avaient eu, vers le quatorzième de la vaccination, des dépôts critiques, à différentes parties du corps, par l'intercurrence de la rougeole; dans ce nombre se trouvait l'un des enfans de notre collègue.

Sur toutes les autres maladies de l'enfance, la vaccine n'a paru exercer aucune influence dangereuse, et cependant nos collègues ne l'ont pratiquée, dans ce cas, qu'avec la plus grande réserve, pour ne pas voir reproduire les doutes que l'on formait sur l'inocuité de cette méthode, et faire cesser les clameurs que l'on élevait sur ses prétendues suites fâcheuses.

A l'époque où le Comité généralisait ses opérations, il était important de convaincre le peuple, par des exemples, de la vertu préservative de la vaccine contre la petite vérole. Les contre-épreuves offraient à-la-fois le moyen le plus simple et le plus décisif pour opérer cette conviction; et c'est par ce motif que nos collègues en firent un grand nombre, dont le résultat fut très-heureux.

Parmi les individus vaccinés, les uns avaient été soumis à l'inoculation de la petite vérole, sans aucun effet; les autres avaient été exposés à l'infection variolique, en les faisant coucher avec des sujets qui en étaient attaqués; et cette épreuve fut tout aussi démonstrative que la précédente.

---

## 2.e COMITÉ D'ARRONDISSEMENT, A DELÉMONT.

Le Comité de cet arrondissement, dont la formation ne date que de la fin du mois de thermidor dernier, n'a pas été à même, depuis cette époque, de mettre en usage la nouvelle méthode d'inoculation.

Le nom de vaccine est encore un terme inconnu au peuple de ces cantons, sans doute par l'isolement forcé dans lequel le tient le sol montagneux qu'il habite; et peut-être ne jouirait-il jamais des avantages de cette heureuse découverte, s'il n'était pas réservé à nos collègues du Comité de Delémont, d'en populariser la pratique.

Nous connaissons trop leur philantropie éclairée; nous avons acquis assez de preuves de leur zèle et de leur dévouement, pour ne pas espérer les plus grands succès de leurs efforts réunis.

---

## 3.e COMITÉ D'ARRONDISSEMENT, A BIENNE.

Ce Comité ayant été établi à la même époque que le précédent, les membres qui le composent n'ont pu nous communiquer que le résultat des observations qu'ils avaient faites dans leur pratique particulière.

Ces observations portent que, sur cent soixante-douze vaccinations faites jusqu'à ce jour, dans le canton de Bienne, il y eut deux vaccines bâtardes; que plusieurs fois la marche de la vaccine avait été lente, le travail ne s'étant déclaré aux piqûres que le septième jour; enfin qu'elle avait été accompagnée quelquefois d'un érysipèle considérable. M.r Schaffter cite, à ce sujet, le fait d'un enfant de trois ans, chez lequel les accidens furent si graves qu'il y eut boursoufflement sur tout le corps, et principalement aux parties sexuelles, avec fièvre violente et délire: mais, ajoute notre collègue, cet appareil si alarmant se dissipa, sans aucun remède, en moins de douze heures.

M.r Schaffter avait observé également que, dans le cas où l'éruption variolique se faisait simultanément avec le travail de la vaccine, les deux maladies marchaient de pair, et que l'une ne contrariait point le développement de l'autre; que cependant, la petite vérole perdait toujours d'autant plus de son énergie, que l'insertion de la vaccine avait précédé plus long-tems l'infection variolique.

L'inoculation de la vaccine avait montré une influence plus bienfaisante encore sur un enfant scrophuleux et maladif depuis son bas âge, en déterminant une suppuration abondante et très-fétide aux points d'insertion, et lorsqu'elle cessa, la santé de l'enfant fut beaucoup meilleure.

Quoique nos collègues à Bienne n'ayent pas tenté de contre-épreuves, ils ont par devers eux des faits qui prouvent que la vaccine préserve de la petite vérole; tous les enfans vaccinés en l'an IX ayant communiqué, sans réserve, avec des sujets attaqués de la variole, sans qu'aucun d'eux ait été atteint par la contagion.

---

## 4.° COMITÉ D'ARRONDISSEMENT, A PORRENTRUY.

Ce Comité ne nous a fourni aucun détail sur le résultat des tentatives qu'il a faites pour introduire, dans son arrondissement, l'inoculation de la vaccine; seulement il nous a fait part qu'il ne l'avait encore pratiquée que sur un petit nombre de personnes; mais qu'il espérait que le succès de ces premières vaccinations déterminerait le public à prendre confiance à la nouvelle méthode, et qu'il s'empressera, par la suite, de nous rendre compte des observations qu'il aura faites.

Nous aimons cependant à croire que la vaccination eût obtenu, à Porrentruy, un assentiment peut-être aussi général que dans les autres cantons du Département, si les membres du Comité de cet arrondissement avaient, ainsi que leurs collègues des autres Comités, poursuivi avec cette ténacité de zèle qui caractérise le philantrope, l'introduction de la vaccine dans les communes rurales de leur ressort ; et nous sommes persuadés que lorsqu'ils connaîtront les heureux résultats de nos travaux communs, ils redoubleront d'efforts pour populariser cette bienfaisante pratique.

---

## 5.e COMITÉ D'ARRONDISSEMENT, A MONTBÉLIARD.

Les observations qui nous ont été transmises par le Comité, à Montbéliard, sont extrêmement intéressantes, et confirment, de plus en plus, les grands avantages de la vaccine.

Sur onze cent vingt personnes, de tout âge, soumises à la nouvelle inoculation, depuis le 22 germinal an IX (mars 1801), jusqu'à ce jour, six avaient eu une fausse vaccine, et quatre-vingt-quinze avaient résisté à l'infection; mais après un second essai, le plus grand nombre d'entre eux prit la vaccine; et ceux chez lesquels elle ne se développa point, étaient soupçonnés d'avoir eu la variole.

Au nombre des anomalies les plus remarquables, le Comité indique l'éruption tardive et l'irrégulière. La première ne s'est annoncée, chez plusieurs individus, que le dix-septième jour; la seconde s'est faite à quelques piqûres, le cinquième; et à d'autres, le neuvième jour.

La dessication des pustules vaccinales avait suivi l'ordre du développement.

Il a observé également que la marche de la vaccine était plus hâtive au printems, et plus lente en automne; que cette lenteur du travail était en général très-marquée chez les sujets scrophuleux, et que, dans ces cas, l'aréole vaccinale était toujours très-circonscrite et peu enflammée. Il s'est assuré encore, par de nombreux essais, que le virus pris sur ces individus ou sur des sujets affectés de dartres, de galle, etc. ne produisait jamais que la vaccine franche.

Sur un grand nombre de sujets vaccinés, il s'est manifesté une éruption d'un caractère indéterminé, et d'une marche très-irrégulière; elle s'annonçait ordinairement après le dixième jour, et se prolongeait quelquefois au-delà du quarantième. Jamais cette éruption n'a exigé de traitement particulier, et nos collègues n'ont pu lui assigner aucune cause déterminante.

L'inoculation de la vaccine, pratiquée sur des enfans en état de maladie, n'en a pas aggravé les symptômes, et l'expérience a confirmé l'exactitude de cette observation, sur plus de cinquante individus attaqués de la coqueluche. Il paraît même que la vaccine, dans certains cas, devient un moyen curatif pour différentes affections morbifiques du bas âge, ainsi que l'annoncent deux observations recueillies par le Comité. Et nous aussi, nous sommes bien convaincus

vaincus des avantages de la vaccine; mais nous ne pouvons nous persuader qu'elle soit un remède pour tous les maux, et nous croyons qu'il est prudent de ne point la pratiquer dans tous les cas de maladies aigues, ou qui tiennent à des affections nerveuses. Nous connaissons plus d'un exemple d'accidens funestes, survenus à la vaccination par l'intercurrence de la rougeole, et toujours nous les avons vu attribuer à la vaccine, quoiqu'ils ne fussent que l'effet de l'épidémie régnante; aussi sommes-nous persuadés que ces évènemens malheureux ont plus nui à la propagation de la nouvelle méthode, que le zèle réuni de tous les médecins n'a contribué à y faire prendre confiance.

Par-tout où la vaccination fut pratiquée en grand, elle a arrêté les ravages de l'épidémie variolique, comme le prouvent les observations faites par le Comité, pendant les années IX et X de la République, et on n'a compté les victimes de ce fléau que parmi ceux qui se sont refusés à la nouvelle inoculation.

Pendant la durée de ces épidémies varioliques, nos collègues ont eu occasion de faire des observations non moins intéressantes sur la coïncidence de la vaccine avec la petite vérole: ils se sont assurés que celle-ci était toujours plus bénigne, lorsque l'infection était postérieure à l'insertion de la vaccine; et qu'en général, le degré de bénignité de la petite vérole était constamment en raison directe du développement plus avancé de la vaccine.

Nous terminerons l'analyse des travaux de nos collègues à Montbéliard, par l'exposé de ce qu'ils ont fait pour éclairer l'opinion du peuple, et fixer la confiance que mérite la nouvelle méthode d'inoculation, en faisant connaître, au moyen des contre-épreuves, sa vertu préservative contre la petite vérole. Dans cette vue, ils ont pratiqué leurs essais, non-seulement sur les sujets vaccinés, mais encore sur ceux qui avaient eu évidemment la variole, ou inoculée, ou naturelle. Les premiers furent soumis, sans aucun effet, à tous les genres d'infection variolique; et sur les autres, l'insertion de la vaccine fut tentée sans succès, ou ne détermina qu'un travail faux et irrégulier, à l'exception d'un seul individu, qui eut une vaccine du meilleur caractère. Nous allons transcrire ici l'observation telle qu'elle nous a été communiquée.

Louis Duvernoy, de Montbéliard, âgé de trois ans, avait été inoculé de la petite vérole, en l'an VIII, et la maladie avait parcouru régulièrement toutes ses périodes. Le 20 prairial an X, (9 juin 1802) cet enfant fut vacciné, par forme de contre-épreuve indirecte: sur trois piqûres faites au bras gauche, une seule annonçait du travail au commencement du quatrième jour; le développement du bouton vaccinal se fit de la manière la plus régulière, et parcourut, dans le plus grand ordre, ses différentes périodes, avec tous les symptômes qui accompagnent la vraie vaccine.

Malgré toutes ces apparences, le Comité conservant encore quelques doutes sur la nature de ce bouton, voulut s'en assurer d'une manière positive, en inoculant à d'autres sujets la matière qu'il contenait. A cet effet, il vaccina, le 29 prairial, Charlotte Oden, de Montbéliard, avec du virus pris sur Louis Duvernoy, et le résultat de cette opération fut une vaccine très-régulière.

---

## 6.e COMITÉ D'ARRONDISSEMENT, A BELFORT.

Plusieurs fois, mais toujours en vain, nous avons invité les membres du Comité de cet arrondissement à nous communiquer le résultat de leurs observations sur la vaccine, et nous ne devons qu'à notre collègue, le Docteur Belin, qui seul a correspondu avec nous, le peu de renseignemens isolés qui nous sont parvenus.

On voit, par ces renseignemens, que le nombre des vaccinés dans l'arrondissement de Belfort, peut s'élever à quelques cents; que le développement de la vaccine a quelquefois été retardé dans sa marche jusqu'au onzième jour; que dans sa pratique particulière, le docteur Belin avait observé plusieurs fois des éruptions dartreuses, des ophtalmies, etc., après la dessication de la vaccine, mais que ces accidens avaient toujours cédé à l'usage des dépurans, des minoratifs, et par fois, des vésicatoires; que la vertu préservatrice de la vaccine contre la petite vérole avait été pleinement démontrée par la non-infection des sujets vaccinés, qui avaient communiqué librement avec des varioleux: enfin, que par suite de ces succès si marqués, les habitans de la campagne avaient pris une entière confiance à la nouvelle méthode d'inoculation.

---

Il résulte des principaux faits observés par les Comités réunis, que la vaccine est une affection extrêmement bénigne, qui ne se propage, ni par l'air, ni par le contact, et qui termine sa marche en très-peu de jours; que cette affection, lorsqu'elle est développée convenablement, détruit dans l'homme la disposition qui le rènd susceptible d'être atteint par la contagion de la petite vérole; qu'en général la vaccine ne paraît pas aggraver le caractère de la plûpart des maladies de l'enfance; qu'elle exerce même une influence très-bienfaisante sur celles qui tiennent à un vice du système lymphatique; que cependant dans tous les cas où les maladies existantes sont déjà graves par elles-mêmes, comme la dentition difficile, la coqueluche, la rougeole, la scarlatine, etc., la prudence exige d'en suspendre l'inoculation; enfin, qu'on peut y procéder à tout âge, dans toutes les saisons, sans aucun traitement préparatoire, et seulement avec les soins que la saine raison indique de prendre dans toutes les affections maladives légères.

En terminant ce rapport, nous ferons observer à quelques officiers de santé, qu'ils pratiquent avec beaucoup trop d'insouciance l'inoculation de la vaccine, en perdant aussitôt de vue les sujets qu'ils y ont soumis. Il ne suffit pas de vacciner une personne; mais il faut encore s'assurer s'il se développe une vaccine régulière ou seulement un travail faux et incomplet, qui ne préserve pas de la petite vérole, et nous craignons bien qu'à la première épidémie variolique, on ne remarque les tristes suites de cette négligence.

Fait et arrêté à Colmar, le sixième jour complémentaire de l'an XI de la République, (7 septembre 1803.)

*Les membres du Comité central de vaccine du Département du Haut-Rhin.*

LANG, *Président.*

B. BRASSIER; BARTHOLDY.

MOREL, *Secrétaire.*

# RELEVÉ GÉNÉRAL,

## PAR ARRONDISSEMENT DE SOUS-PRÉFECTURES,

Du nombre des individus vaccinés dans le Département du Haut-Rhin, depuis le 1.er vendémiaire an XI, (23 septembre 1802) jusqu'à pareille époque de l'an XII (1803.).

| | | | Nombre des vaccinations. |
|---|---|---|---|
| ARRONDISSEMENT | *de Colmar*. . . | Comité central . . . . . . | 1957 |
| | *d'Altkirch*. . . | Comité à Mülhouse . . . . | 2583 |
| | *de Delémont* . | Deux Comités ; à Delémont et à Bienne. . . . . . | 172 |
| | *de Porrentruy* | Deux Comités ; à Porrentruy et à Montbéliard. | 1120 |
| | *de Belfort*. . . | . . . . . . . . . . . . . . . . . | 255 |
| | | TOTAL GÉNÉRAL . . . . . . . . | 6087 |

Certifié conforme aux états particuliers adressés au Comité central.

Colmar le 6.e complémentaire de l'an XI (23 septembre 1803.)

*Signé* MOREL, Secrétaire.

# LISTE

Des Membres qui composent les Comités de vaccine, établis dans le Département du Haut-Rhin.

## COMITÉ CENTRAL A COLMAR.

MM. Lang, *Médecin-Physicien de la ville, Président du Comité.*

Bartholdy, *Docteur en médecine.*

Brassier, *Médecin en chef de l'hôpital militaire.*

Morel, *Médecin-Physicien de la ville, Chirurgien en chef de l'hôpital militaire, et Secrétaire du Comité.*

## 1.er COMITÉ D'ARRONDISSEMENT, A MULHAUSEN.

MM. Kœchlin, *Docteur en médecine.*

Peyer, . . . . . . . . *idem.*

Vetter, . . . . . . . . *idem.*

Kossmann, *Médecin à Altkirch.*

## 2.e COMITÉ D'ARRONDISSEMENT, A DELÉMONT.

MM. Helg, *Docteur en médecine.*

Bassignot, . . . . . *idem.*

Wicka, . . . . . . . . *idem.*

### 3.^e COMITÉ D'ARRONDISSEMENT, A BIENNE.

MM. Watt, *Docteur en médecine.*
Blœsch, . . . . . . . *idem.*
Schaffter, *Officier de santé.*

### 4.^e COMITÉ D'ARRONDISSEMENT, A PORRENTRUY.

MM. Fischer père, *Chirurgien.*
Fischer fils, *Officier de santé.*
Husson, . . . . . . . *idem.*

### 5.^e COMITÉ D'ARRONDISSEMENT, A MONTBÉLIARD.

MM. Morel, *Docteur en médecine.*
Berdot, . . . . . . . *idem.*
Oustalet, *Officier de santé.*
Morel, *Maître en chirurgie.*

### 6.^e COMITÉ D'ARRONDISSEMENT, A BELFORT.

MM. Belin, *Docteur en médecine, ancien Médecin en chef de l'hôpital militaire.*
Bletry, *Médecin.*
Bardy, *Chirurgien de l'hôpital civil.*

Colmar, le 24 prairial an XI, (13 juin 1803.)

*Le Comité central de vaccine du Département du Haut-Rhin à Monsieur Félix Des Portes, Préfet.*

Monsieur le Préfet,

Dans le rapport que nous avons eu l'honneur de vous présenter de l'état de la vaccination dans le Département du Haut-Rhin, nous avons fixé votre attention sur les inconvéniens très-graves qui peuvent résulter de l'inexpérience de ceux qui pratiquent l'inoculation de la vaccine.

Tous les jours ces inconvéniens se multiplient par cela même que la vaccination devient plus populaire, ainsi que nous le voyons par la correspondance de nos collègues, et par ce que nous avons observé plusieurs fois nous-mêmes.

Il importe par conséquent au succès de la nouvelle inoculation, et il est essentiel pour fixer la confiance publique sur cette précieuse découverte, de n'en permettre l'application qu'aux hommes de l'art, ou aux personnes qui, par une expérience multipliée et bien reconnue, auraient acquis une connaissance exacte des caractères distinctifs et de la marche que suit la vaccine régulière, qui seule est un préservatif contre la petite vérole.

Pour obtenir ces résultats si importans, nous avons l'honneur de vous proposer, Monsieur le Préfet, de confier exclusivement l'inoculation de la vaccine aux Docteurs en médecine ou en chirurgie ; d'astreindre les officiers de santé et toutes les autres personnes qui voudraient se livrer à cette pratique, à justifier de leurs connaissances acquises sur la vaccine, au Comité de vaccination de leur arrondissement respectif, lequel leur délivrerait alors gratuitement un certificat portant autorisation de vacciner; enfin, d'ordonner que tous ceux qui pratiqueront la nouvelle inoculation, seront tenus de correspondre avec le Comité de vaccine de leur arrondissement, et de lui transmettre, tous les trimestres, l'état des personnes qu'ils auront vaccinées, en y indiquant, par forme d'observations, les anomalies et les accidens survenûs pendant le cours de la vaccine ou après la dessiccation.

Nous ne nous dissimulons pas, Monsieur le Préfet, que ces mesures, quoique dictées par une sage philantropie, trouveront quelques détracteurs; mais nous croyons que lorsqu'il s'agit d'un objet aussi important à la prospérité publique, des précautions même minutieuses sont bien moins abusives qu'ûn zèle mal-entendu.

Au reste, Monsieur le Préfet, il entre dans nos vues d'atténuer ces dispositions génerales, en allant au-devant de ceux des officiers de santé qui jusqu'ici se sont fait avantageusement connaître dans la pratique de la vaccination, et nous inviterons nos collègues des autres Comités à leur témoigner la même déférence. „

Nous avons l'honneur d'être avec respect,

MONSIEUR LE PRÉFET,

Vos très-humbles et très-obéissans serviteurs. „

*Signé* LANG, Président; BARTHOLDY, BRASSIER, et MOREL, Secrétaire.

---

*EXTRAIT des Registres de la Préfecture du Département du Haut-Rhin, du 26 prairial an XI de la République française, une et indivisible* (15 juin 1803.)

LE PRÉFET DU DÉPARTEMENT DU HAUT-RHIN, vu la lettre ci-dessus:

Considérant que s'il est du devoir de l'administration supérieure d'encourager, autant qu'il est en son pouvoir, la propagation de la vaccine, elle doit veiller néanmoins à ce que cette précieuse découverte ne soit pas discréditée par l'inexpérience de ceux qui la pratiquent;

Considérant qu'il est par conséquent d'une haute importance de fixer d'une manière positive la confiance publique;

Arrête :

Art. I.er L'inoculation de la vaccine est entièrement confiée aux Docteurs en médecine et en chirurgie.

II. Les Officiers de santé, les Ministres des cultes, et tous autres qui voudront se livrer à cette pratique, seront tenus de justifier de leurs connaissances acquises sur la vaccine, au Comité de vaccination de leur arrondissement respectif, qui leur délivrera gratuitement, s'il y a lieu, un certificat portant autorisation de vacciner.

III. Tout officier de santé ou autre qui pratiquera la vaccine dans la commune de son domicile, ou se transportera pour le même objet dans une commune voisine, sera tenu d'exhiber au Maire le certificat prescrit par l'article précédent.

IV. A l'avenir tous les inoculateurs de la vaccine légalement autorisés à cet effet, correspondront avec le Comité de vaccine de leur arrondissement; ils lui transmettront, à l'expiration de chaque trimestre, l'état des personnes qu'ils auront vaccinées, dans lequel ils indiqueront, par forme d'observations, les anomalies et les accidens survenus pendant le cours de la vaccine, ou après la dessication.

V. Les Comités des arrondissemens continueront de correspondre avec le Comité central de Colmar, et de lui adresser les états qui leur auront été transmis, accompagnés de leurs propres observations.

VI. Le présent arrêté sera inséré au Journal officiel du Département, publié à la diligence des Maires des communes qui sont chargés d'en surveiller la stricte exécution.

*Signés au registre:* Félix Des Portes, Préfet, et Jean Briche, Secrétaire général.

---

Colmar, le 28 germinal an XII, (18 avril 1804.)

*Le Comité central de vaccine du Département du Haut-Rhin, aux Officiers de santé.*

Monsieur,

Aujourd'hui que les avantages de la vaccine ne sont plus un problême, le vœu bien prononcé du Gouvernement est de naturaliser, dans toute l'étendue de la République, les heureux résultats de cette méthode.

Pour réaliser ce projet philantropique qui amenera insensiblement l'extinction du fléau de la petite vérole, il faut que tous les hommes de l'art, d'un commun accord, cherchent à populariser de plus en plus la nouvelle inoculation.

Déjà dans ce Département, graces à la bienveillante sollicitude de son Premier Magistrat, il ne s'agit plus d'introduire la vaccine, il faut seulement en universaliser la pratique; aussi le Comité ne doute pas de parvenir bientôt à ce but, qui a toujours été le terme de ses desirs, et qui en ce moment fait l'objet des vœux du Gouvernement, si vous le secondez avec le zèle et les lumières dont vous avez toujours donné des preuves.

Mais le Gouvernement qui attache la plus haute importance à l'exécution de ce projet, si vaste dans sa conception, si consolant dans ses résultats, ne veut pas seulement avoir l'espoir de le voir réalisé un jour; il lui faut la certitude acquise de tout ce qui se fait pour parvenir à son entier accomplissement, et c'est dans ces vues que le Ministre de l'intérieur a ordonné qu'il lui serait rendu compte, tous les trois mois, du nombre des vaccinations faites dans chaque Département.

Chargés particulièrement de recueillir tout ce qui est relatif à la nouvelle inoculation, vous sentez, Monsieur, que nous ne pourrions donner que des renseignemens très-incomplets sur l'état de la vaccine dans ce Département, si les hommes de l'art qui propagent cette importante découverte, ne nous communiquaient les résultats de leur propre expérience; aussi le Ministre a-t-il insisté très-impérativement sur cette disposition, qui déjà avait été prescrite par les arrêtés du Préfet, en date du 10 germinal, (31 mars 1803) 26 prairial an XI, (15 juin 1803), et 1.er nivôse an XII (23 décembre 1803.)

Nous vous invitons en conséquence, Monsieur, à nous transmettre, tous les trois mois, l'état des vaccinations que vous aurez faites dans votre arrondissement, en les inscrivant sur un tableau dont vous trouverez le modèle ci-joint; et nous vous engageons à nous faire parvenir le plutôt possible les états des deux premiers trimestres de cette année.

Nous vous rappellerons finalement, Monsieur, que par suite de l'arrêté du 1.er nivôse dernier, (13 décembre 1803) il est défendu à tout officier de santé de pratiquer l'inoculation de la vaccine, sans en avoir obtenu l'autorisation du Comité de vaccine de son arrondissement; et nous vous invitons très-expressément à vous conformer à cette mesure, si déjà vous ne l'avez fait.

Nous avons l'honneur de vous saluer.

*Signé* LANG, Président; BARTHOLDY, BRASSIER, MOREL, Secrétaire.

---

*PRÉCIS des travaux de Csomités de vaccine, du Département du Haut-Rhin, en l'an XII* (du 24 septembre 1803 au 23 septembre 1804) *présenté à Monsieur FÉLIX DES PORTES, Préfet, Membre de la Légion d'Honneur, par le Comité central, séant à Colmar.*

MONSIEUR LE PRÉFET,

Quand une découverte présente de grands avantages, quand sur-tout les résultats qu'elle donne intéressent directement la prospérité publique, il importe de fixer d'une maniére précise les procédés dont se compose la méthode nouvelle, et d'en régulariser uniformément l'application.

Alors les données se coordonnent, les faits se lient et s'enchaînent, et la masse d'expériences acquises forme un faisceau de lumières qui dissipent les préjugés reçus, les erreurs consacrées par le tems, et établissent à leur place la plus consolante certitude. Ainsi nous avons vu la vaccine fixer l'attention générale au moment de sa découverte, et se propager rapidement sur toute l'étendue du globe, alors que son application fut déterminée méthodiquement.

Une tradition vague, répandue depuis plusieurs siècles parmi les habitans de l'Irlande, de quelques contrées de l'Angleterre et du nord de l'Allemagne (1), attribuait à la vaccine la faculté de

(1) Le docteur Waterhouse de Cambrigde, en Massachusetts, dans son ouvrage sur la vaccination, rapporte que depuis plus de cinq siècles la vertu préservative de la vaccine, est accréditée en Irlande.

Dans le Gloucesthershire, cette opinion sur les effets de la vaccine était si généralement répandue, que déja en 1795, Adams en fit mention dans un ouvrage intitulé *observations on morbid poisons phagedena an cancer: containing a comparative vieuw of the theories of D. Swediauer, John Hunter, Foot, Moore, and Bell, of the Laws of venereal virus, etc. by Joseph Adams, surgeon, London* 1795. Cet auteur dit à la fin du chapitre cinquième. „ La vaccine est „ une maladie bien connue aux fermiers du Comté de Glou- „ cester. Elle se caractérise par un ulcère phagédénique, aux

de rendre ceux qui la contractent inaccessibles à la contagion de la petite vérole. Aucun fait

„ trayons de la vache; on n'y remarque pas d'inflammation „ sensible. Quand cette maladie est transmise à l'homme, „ elle détermine une ulcération à la main, du gonflement au „ bras, et une fièvre symptomatique, qui se dissipent à la „ vérité insensiblement; mais ce qu'il y a de plus étonnant „ c'est que les personnes, qui ont contracté cette maladie, „ deviennent inaccessibles à la contagion de la petite vérole. „

La traduction allemande de l'ouvrage de M. Adams, ayant été publiée à Breslau, au mois de mars 1796, le rédacteur du *Journal des Théories, découvertes et contradictions en histoire naturelle et en médecine*, N.° XIII du Supplément, fixa l'attention publique sur la propriété antivariole se attribuée, par l'auteur, à la vaccine.

On lit dans le treizième volume du Journal de *Hufeland*, page 154, l'extrait d'une lettre du docteur Friedländler au docteur Domeier, ainsi conçu: „ Il y a huit jours qu'étant „ à Windsor, j'appris par M. Nasch, fils d'un chirurgien du „ Comté de Devonshire, qu'en 1781, son père lui avait ino- „ culé la vaccine, ainsi qu'à un grand nombre d'autres en- „ fans, et qu'au surplus, dans tout ce canton on croyait à „ la vertu préservative de la vaccine contre la petite vérole, „ comme à un fait démontré par l'expérience de tous les „ jours. „

Il résulte également de faits les plus authentiques, que les habitans du Duché de Holstein avaient, depuis très-longtems, la plus grande confiance à la vertu préservative de la vaccine. Parmi ceux que le docteur Hellwag, d'Eutin, a recueillis, nous citerons, comme le plus affirmatif, celui qu'il a consigné dans le troisième numéro du premier volume des *archives du nord pour l'histoire naturelle et la médecine*, et qui est ainsi conçu: „ Il y a plus de trente ans, „ qu'une femme de ces environs, pour se préserver de la pe- „ tite vérole, résolut de contracter la vaccine, en soignant „ des vaches, qui en étaient affectées; mais n'ayant pû réussir „ dans son projet, elle se fit, de l'avis d'une fille de basse- „ cour, quelques légères incisions aux doigts, y introduisit positif n'avait encore établi l'exactitude de cette croyance populaire, lorsque le Docteur Jenner, qui avait fixé son domicile dans une des contrées où règne cette maladie des vaches, crut devoir s'assurer, par des expériences suivies, du dégré de confiance que méritait l'opinion accréditée parmi les habitans du pays.

Une réussite complette ayant répondu aux essais que le Docteur Jenner avait jugé convenables de faire, ce succès lui parut si important,

„ du fluide vaccin, pris sur l'animal, et parvint ainsi à se „ communiquer la vaccine. Quelques années après, elle se „ fit inoculer, sans succès, la petite vérole, et depuis cette „ époque, elle fut toujours à l'abri de l'infection variolique, „ quoiqu'elle ait communiqué très-fréquemment avec des „ personnes qui en étaient infectées. „ Le même docteur Hellwag, dans une notice qu'il fit insérer, sous la date du 31 août 1800, dans le N.° 141, du *Correspondant de Hambourg*, dit: „ La conviction intime que j'ai de la vertu préservative de la vaccine, je la dois toute entière aux écrits „ de Jenner, et à un grand nombre de faits que j'ai recueillis „ par moi-même, dans le Duché de Holstein: je pourrais „ citer entre autres celui de deux jeunes filles, qui s'inoculèrent la vaccine, il y a plus de trente ans, et qui depuis „ lors n'ont jamais contracté la petite vérole. „

Enfin le docteur Valentin mande à M.r Sedillot, Président de la Commission de vaccine à Paris, qu'il apprend par sa correspondance étrangère, qu'un Prince Indien a publié un mémoire sur la découverte de la vaccine, dans lequel il prouve que les Bramines avaient non-seulement connaissance de cette maladie des vaches, mais aussi de la vaccination; que cependant ils ne la pratiquaient que sur les enfans de ceux qui avaient une foi entière à une Déesse de l'Olympe Indien, nommée Bhowanny, qui a la direction de tout ce qui a rapport à la petite vérole.

qu'il en donna communication à plusieurs médecins de Londres, en les priant de répéter ses expériences.

M.rs Woodville, Simons et autres s'en occupaient avec le zèle le plus philantropique, lorsque la vaccine se déclara dans l'une des grandes laiteries de la capitale. Cet évènement heureux les mit à portée de suivre cette maladie dans ses diverses périodes, et leur fournit les moyens d'inoculer avec du virus pris sur l'animal même.

Dans le grand nombre d'inoculations qu'ils firent sur des individus de tout âge et de tout sexe, aucune ne déçut leur attente, et le résultat de leurs recherches ayant pleinement confirmé la découverte annoncé par le Docteur Jenner, ils en rendirent compte dans les journaux.

Dès-lors la vaccine se popularisa rapidement en Angleterre, d'où elle fut portée en Hanovre, dans les états du nord de l'Allemagne et en Italie, par les relations que les anglais entretenaient dans ces pays, pendant les derniers tems de la guerre.

A Paris, dès que l'on eut connaissance de la nouvelle découverte, l'École de médecine et l'Institut national s'empressèrent de s'éclairer, par de nouvelles expériences, sur la nature et les effets de cette méthode : mais les véritables succès de la vaccination, en France, ne datent que de l'époque où le Comité central de vaccine fut institué par M.r Larochefoucault-Liancourt.

A Vienne et dans tous les États de la Maison d'Autriche, la vaccine fut naturalisée par l'infatigable sollicitude du Docteur Decarro, qui le premier en fit usage sur le continent. De Vienne elle fut propagée à Constantinople (2), et peu après dans toute la Turquie Européenne; bientôt elle passa par le désert, sur les bords du Tigre et de l'Euphrate, à Bagdad et à Bassora, et c'est encore, graces au zèle de M.r Decarro, que les habitans de ces contrées lointaines ont appris à connaître les avantages de la vaccination.

Des côtes du Golfe Persique, la nouvelle inoculation fut portée dans l'Inde, d'où son heureuse influence s'étendit, avec la plus étonnante promptitude, à l'île de Ceylan et au Bengale, et l'on sait que déjà elle est connue en Chine et dans la Tartarie.

Dès les premiers tems de sa découverte, la vaccine avait fixé l'attention du Gouvernement Espagnol; il ne se contenta point de l'établir dans ses États en Europe; il résolut encore de la transplanter dans ses vastes colonies du continent de l'Amérique et de la mer du Sud, et pour assurer le succès de cette entreprise vraiment philantropique, il y consacra tous les moyens qu'un grand pouvoir sagement dirigé peut seul réunir.

(2) Ce fut le docteur Whyte, qui le premier inocula la vaccine à Constantinople, à l'un des enfans de Lord Elgin, Ambassadeur d'Angleterre. Ce médecin ayant passé en Egypte avec l'armée anglaise, mourut de la peste, qu'il s'était inoculée.

Dans les colonies anglaises du Nord de l'Amérique, la Métropole y avait fait importer la nouvelle inoculation, comme une pratique salutaire à l'humanité, et à ce titre elle fut adoptée avec empressement dans la plûpart des états de l'Union. (3)

A peine six années sont-elles révolues depuis la découverte de Jenner, et déjà la vaccine est répandue sur toute la surface du globe. Partout où elle a été accueillie, on en a obtenu les résultats les plus avantageux; mais ses véritables succès se rattachent aux mesures générales que l'on a prises pour en populariser la pratique.

Sous ce rapport, comme sous tant d'autres, le Département du Haut-Rhin vous doit, Monsieur le Préfet, une éternelle reconnaissance : c'est vous, en effet, qui le premier en France, par l'établissement des Comités de vaccine, avez organisé cette pratique, comme une partie d'administration publique digne de toute votre sollicitude; c'est vous qui, pour soustraire le peuple des campagnes à la cupidité des empiriques, avez astreint les vaccinateurs aux formes tutélaires d'une police médicale; et c'est vous encore

(3) Le docteur Waterhouse, dans l'ouvrage que nous avons cité, rapporte que les habitans de Boston avaient montré le plus grand éloignement pour la vaccine et que ni le succès avec lequel il avait vacciné, en 1800, ses propres enfans, ni les ravages d'une épidémie variolique, qui désolait la ville en 1802, n'avaient pû déterminer les Bostoniens à adopter la nouvelle inoculation.

qui avez plus particulièrement popularisé la nouvelle inoculation, en associant aux travaux des Comités de vaccine, tous les hommes de l'art, qui s'occupent de cette bienfaisante méthode.

C'est le précis de ces travaux que nous avons l'honneur de vous présenter aujourd'hui, Monsieur le Préfet ; il vous donnera la mesure des nouveaux progrès de la vaccine dans ce Département, et vous attribuerez sans doute aux succès invariables de cette précieuse découverte, l'étonnant accroissement de notre population. Eh ! quel prodigieux développement n'acquerrait-elle pas dans certains pays, si, comme plusieurs circonstances semblent l'annoncer, la vaccine avait la propriété plus singulière encore de rendre inaccessible à la contagion de la peste. (4)

(4) Le docteur Auban, Médecin de l'Ambassade Française à Constantinople, en faisant des recherches, dans des villages aux environs de cette ville, pour s'assurer de l'existence de la vaccine, qu'il découvrit en effet, dans son état natif, apprit que la petite vérole ne se manifestait dans ces villages qu'à des époques très-éloignées, et que la peste n'y avait jamais porté ses ravages, alors même qu'elle désolait tous les lieux circonvoisins. Le docteur Auban attribue ces avantages à l'heureuse influence de la vaccine, que ces villageois contractent en soignant leurs vaches. On connaît l'histoire du docteur Valli, qui vacciné depuis un an, s'est inoculé, sans effet, un mélange de virus pestilentiel et de matiere variolique ; il était intentionné de s'inoculer une seconde fois avec du virus pestilentiel seul ; mais nous pensons qu'il en aura été dégouté, par le mauvais succès de l'inoculation que le docteur Whyte s'était faite, en Egypte.

## COMITÉ CENTRAL A COLMAR.

Pour familiariser davantage les officiers de santé des campagnes avec la nouvelle méthode d'inoculation, le Comité central avait résolu de borner ses opérations pratiques à l'enceinte de la ville.

Dans le nombre des vaccinatious qui y ont été faites par ses soins, le Comité a vu plusieurs fois des éruptions surnuméraires se manifester dans des endroits très-éloignés du lieu de l'insertion, comme à la partie supérieure du col, entre les deux épaules, et au milieu de la région dorsale.

Ces boutons surnuméraires, presque toujours uniques en nombre, suivaient le développement de ceux des piqûres faites aux bras, et avaient d'ailleurs tous les caractères de la vraie vaccine. Cependant le Comité crut devoir s'en assurer plus complettement, et à cet effet il inocula plusieurs individus avec le fluide de ces boutons; tous eurent une vaccine très-régulière, qui servit également, avec succès, à plusieurs autres vaccinations.

Les mêmes faits ont été observés par Monsicur Jænger, officier de santé à Sigolsheim, ainsi que par le Docteur Richard, à Ribeauvillé. Ce médecin avait vu le quatrième jour de l'inoculation s'élever deux boutons surnuméraires, l'un au-dessous du genou, l'autre à la partie moyenne interne de la cuisse droite, et leur travail marcher de pair avec celui des piqûres.

Dans l'observation de Monsieur Jænger, les pustules surnuméraires s'étaient développées à la partie moyenne du front, sur des points excoriés par l'effet d'une chûte que l'enfant fit quelques instans après l'inoculation; elles réunissaient d'ailleurs tous les signes qui caractérisent la bonne vaccine, et les individus inoculés avec le fluide qu'elles contenaient, eurent tous une vaccine très-régulière.

Nous n'avons pas cru pouvoir indiquer la cause déterminante de ces éruptions surnuméraires; mais nous nous sommes convaincus qu'elles n'étaient pas le résultat d'une inoculation fortuite opérée avec les doigts, et que chez le sujet de la première observation seulement, on pouvait l'attribuer à l'affection consensuelle des vaisseaux lymphatiques du cou.

Quand, par l'effet de circonstances extrêmement rares, la vaccine devient éruptive, elle ne transmet jamais ce caractère accidentel aux inoculations subséquentes, et celles-ci se reproduisent toujours dans la forme originelle et sans éruption. Ainsi, dans l'observation que le Docteur Richard nous a communiquée à ce sujet, on voit chez un enfant de deux ans et demi, le onzième jour de son inoculation, survenir une éruption vaccinale; les boutons, au nombre de plus de cinquante, occupaient le visage, la poitrine, les bras et les cuisses; le septième jour, à compter de leur apparition, ils avaient tous les caractères de la vaccine, et les inoculations faites avec la matière qu'ils contenaient, ont toujours produit une vaccine régulière et sans éruption.

Il résulte conséquemment de tous ces faits bien constatés, que, dans quelques cas rares, la vaccine détermine des éruptions, tantôt isolées et synchrones avec celles des piqûres, tantôt générales et dichrones, à la cessation du travail topique. Mais quelque grande que soit la similitude de ces éruptions surnuméraires avec la vaccine inoculée, elles ont une origine si différente, qu'il est naturel de concevoir des doutes sur leur propriété préservative. Aussi nous pensons que la prudence exige de ne jamais employer, que par forme d'essai, le fluide de ces boutons surnuméraires, et de soumettre les individus sur lesquels on en aurait fait usage, à l'inoculation de la vaccine primitive, à moins qu'on ne préfère de tenter la voie des contre-épreuves.

Nous engageons toutes-fois nos collègues à ne jamais entreprendre aucun essai de ce genre, que sur des sujets dont ils pourront disposer librement, afin de ne pas faire renaître dans l'esprit du public ces craintes exagérées, qui ont tant nui aux progrès de la nouvelle inoculation.

Souvent, comme on sait, l'éruption de la vaccine se fait lentement, et quelquefois on l'a vue ne se développer que le trentième jour de l'insertion; mais ce que l'on avait observé plus rarement, c'est que dans le nombre des piqûres, les unes travaillent au terme ordinaire, et les autres ne s'élèvent qu'après un intervalle plus ou moins long.

Ainsi, nous avons vu plusieurs fois de ces éruptions irrégulières, sur des sujets qui avaient eu, quelques jours après l'inoculation, une forte diarrhée. Chez l'un d'eux, sur six piqûres, deux annonçaient du travail le quatrième jour, le développement des autres ayant été retardé jusqu'au neuvième, à l'exception d'une seule, qui demeura inerte. De quatre piqûres, faites au sujet de la seconde observation, l'une qui paraissait éteinte, ne s'anima que le onzième jour après les autres.

Le Comité n'a pas cru devoir confondre avec ces éruptions irrégulières, celles dont le travail s'annonçant à l'ordinaire et simultanément à toutes les piqûres, est interrompu par la coïncidence d'une affection maladive, par exemple, de la diarrhée, de la coqueluche, etc. Dans le grand nombre d'observations, qui lui sont parvenues par sa correspondance, on voit que cette anomalie a été observée par plusieurs Médecins, et que dans un cas semblable, Monsieur Staub, père, officier de santé à St.^e Marie-aux-mines, est parvenu à ranimer le développement des boutons, en modérant la diarrhée par l'usage du vin rouge.

L'inoculation de la vaccine exerce souvent une influence très-bienfaisante sur diverses maladies cutanées, ainsi que sur les affections scrophuleuses légères, telles que l'ophthalmie chronique, etc., et ce que nous avons remarqué à cet égard, a été également reconnu par les nombreux collègues qui ont correspondu avec nous. Tous s'accordent à dire, qu'au moment de l'éruption, ces maladies semblent ordinairement s'aggraver, mais qu'elles disparaissent presque toujours, après l'entière dessiccation des pustules vaccinales.

Les éruptions générales, qui se manifestent quelquefois à cette époque, étaient beaucoup moins fréquentes cette année que la précédente. En ville, nous ne les avons remarquées qu'au moment des fortes chaleurs; presque toujours elles se sont dissipées spontanément, et jamais elles n'ont résisté à l'usage des minoratifs, des bains ou des lotions d'eau tiède, alors même qu'elles montraient le plus de ténacité. La correspondance de nos collègues confirme d'ailleurs toutes les observations que nous avons faites à ce sujet.

Dans sa coïncidence avec la petite vérole, la vaccine suit, comme on sait, sa marche ordinaire, et la variole est toujours d'autant plus bénigne que la vaccine approche d'avantage de son entier développement; mais il n'en est pas de même, quand l'éruption vaccinale se fait dans un moment où l'excitabilité du sujet est mise en jeu, par toute autre affection morbifique générale.

Déjà, dans notre précédent rapport, nous avions fixé l'attention de nos collègues sur les accidens graves qui surviennent quelquefois, à l'inoculation de la vaccine, par l'intercurrence de la rougeole, de la scarlatine, etc., et nous avons été assez heureux de ne plus voir se reproduire ces évènemens fâcheux. Aujourd'hui, il nous importe de leur faire connaître les suites funestes que déterminent souvent les affections vermineuses, la dentition difficile, alors qu'elles se déclarent pendant le développement de la vaccine. Il est à notre connaissance, que plusieurs individus ont eu, le cinquième ou le sixième jour de la vaccination, des convulsions violentes, des accès de coliques extrêmement vives; et nous avons appris avec peine, que l'on attribuait au travail de la vaccine, ces accidens, qui n'étaient que le résultat d'une dentition pénible ou d'une affection gastrique vermineuse, ainsi que nous nous en sommes assurés par des renseignemens précis; et si comme nous, tous les hommes de l'art savaient combien ces incidens désagréables jettent de défaveur sur la nouvelle inoculation, ils s'empresseraient d'en prévenir les retours, en usant d'une sage réserve, toutes les fois que la santé de l'individu à vacciner leur paraîtrait douteuse.

Quelquefois on trouve des sujets qui, par leur idiosyncrasie particulière, opposent une résistance opiniâtre à la vaccine, et se montrent également réfractaires à toute espèce d'infection variolique. Plusieurs fois dans le cours de nos opérations, nous en avons eu des exemples; des faits semblables nous ont été transmis par notre correspondance, et dans ce nombre nous avons particulièrement remarqué celui que M.r *Rodrian*, officier de santé à Soultz, nous a communiqué.

Le neuf pluviôse, an douze, (30 janvier 1804) il avait vacciné, de bras à bras, l'un de ses enfans, âgé d'un an; le travail précoce des piqûres annonçait dès le lendemain une vaccine bâtarde, qui fut entièrement effacée le sixième jour. A cette époque la parotide gauche s'engorge et s'abscède; le vingt-quatre pluviôse le dépôt est ouvert, et peu après la guérison est complette. Une seconde inoculation pratiquée vers la fin du mois de ventôse, ne détermine pareillement qu'un travail faux et irrégulier, et cette fois, il survient, à la dessiccation des pustules, une fièvre anomale gastrique, qui cède à l'usage des évacuans. Ces non-succès ne découragent pas le père de l'enfant; il le soumet à une troisième inoculation, et ce nouvel essai est tout aussi inutile que les précédens. Peu de tems après, une épidémie variolique se déclare dans la ville de Soultz; l'enfant communique avec des varioleux, et se montre également inaccessible à la petite vérole.

Enfin, la correspondance de nos collègues prouve que tous les individus vaccinés jusqu'à ce jour, ont été constamment à l'abri de l'infection variolique, quoiqu'ils aient communiqué, sans réserve, avec des sujets qui avaient la petite vérole: de notre côté, nous avons eu la satisfaction de ne plus voir reparaître cette maladie désastreuse, dans la ville de Colmar, depuis que l'inoculation de la vaccine y est généralement adoptée.

---

## 1.er COMITÉ D'ARRONDISSEMENT, A MULHAUSEN.

Si de grands et de nombreux succès établissent l'utilité d'une méthode, ils ne justifient pas moins le zèle et la sollicitude de ceux, qui la mettent en pratique: aussi, pour apprécier l'active persévérance de nos collègues à propager la nouvelle inoculation, nous a-t-il suffi de parcourir le résumé de leurs travaux, pendant l'an douze.

Au nombre des anomalies les plus remarquables, nos collègues indiquent l'éruption surnuméraire, et ils en distinguent de spontanées et d'accidentelles. Celles-ci sont toujours l'effet d'une inoculation fortuite, faite ordinairement par le sujet lui-même; les autres paraissent être le résultat d'une affection générale du système, la vaccine, prenant alors un caractère éruptif plus ou moins prononcé. Dans ce dernier cas, ainsi que nous l'avons observé précédemment, la matière de ces boutons surnuméraires, inoculée à d'autres individus, reproduit toujours une vaccine bien caractérisée, mais sans éruption, et nos collègues s'en sont assurés par eux-mêmes, en se servant de la matière d'un de ces boutons, qui s'était développé sur la main d'un enfant, simultanément avec ceux aux bras.

Le même fait a été observé sur deux enfans en bas âge, par M.r *Basler*, desservant de la commune de Molau. Chez l'un d'eux, un bouton surnuméraire s'était montré entre les deux épaules, et son travail marchait de pair avec celui des piqûres; chez l'autre, l'éruption fut accidentelle, six boutons vaccins s'étant développés derrière l'oreille, où l'enfant avait porté ses doigts imprégnés de la matière des pustules d'insertion. A la notice des vaccinations qu'il a faites en l'an douze, et dont le nombre se porte à cinq cent soixante-six, M.r *Basler* a joint le détail d'un nouveau procédé d'inoculation avec le fil: ce procédé consiste à faire une incision transversale, et à y fixer le fil d'une manière invariable, en le nouant autour du bras.

Parmi les épiphénomènes qui se manifestent le plus souvent après la dessiccation de la vaccine, on compte les éruptions de différentes formes, partielles ou générales, que quelques auteurs avaient désignées sous le nom de vaccine secondaire, parce qu'ils les regardaient comme l'effet d'une assimilation plus ou moins énergique de la matière morbide portée à la peau. Mais on sait aujourd'hui que s'il est des cas, où ces éruptions peuvent être considérées comme le produit d'une dépuration critique, il en est bien plus encore, où elles dépendent de causes absolument étrangères, telles que la chaleur de la saison, le défaut de propreté, une nourriture malsaine, etc., ainsi que le prouvent les observations, qui nous ont été transmises par nos collègues.

Il en est de même des effets avantageux de la vaccine dans différentes maladies éruptives du bas âge, et la correspondance de nos collègues nous a fourni également des faits à l'appui de cette opinion. Nous citerons, entre autres, l'exemple d'un enfant qui portait depuis longtems une croûte laiteuse très-étendue, laquelle disparut à mesure que la dessiccation de la vaccine avançait.

Finalement, nos collègues nous mandent que l'on peut envisager la ville de Mulhausen, comme une localité entièrement à l'abri de la contagion variolique, parce que la vaccine y est généralement adoptée: aussi la petite vérole, ayant été introduite en ville, à plusieurs reprises, par des familles qui vinrent y prendre domicile, dans le courant de l'an XII, (1804) elle ne se propagea point parmi les natifs, qui communiquaient librement avec ces varioleux.

---

## 2.e COMITÉ D'ARRONDISSEMENT, A DELÉMONT.

Ainsi que nous l'avions pressenti dans notre rapport de l'an XI, (1803) les membres du Comité à Delémont ont su vaincre toutes les dif-

difficultés, franchir tous les obstacles qui s'opposaient à l'introduction de la vaccine, dans leurs contrées. C'est par leur zèle réuni, mais sur-tout par l'infatigable persévérance de notre collègue, le Docteur Bassignot, que les habitans de ces cantons se sont familiarisés avec la nouvelle inoculation, dont le nom même leur était inconnu. Éclairés sur leurs véritables intérêts, par les succès nombreux et constans que le Comité obtenait chaque jour, ils ont pris insensiblement confiance à cette bienfaisante pratique, et aujourd'hui cette confiance est si entière, qu'ils viennent, avec empressement, jouir des avantages inappréciables qu'elle procure.

Depuis le mois de ventôse dernier, (février 1804) époque à laquelle nos collègues ont entrepris les premières vaccinations, le nombre s'en est porté à deux cent quarante-sept, et le résultat en a été des plus satisfaisans.

Dans le cours de leurs opérations, ils ont observé qu'en général la vaccine suivait une marche très-régulière, et que, lorsqu'elle paraissait en dévier, cette aberration n'était relative qu'au développement plus ou moins prolongé de l'éruption. Si nous en jugeons par les rapports qui nous sont parvenus, cette anomalie dans le travail de la vaccine paraît être très-fréquente dans les pays montueux, et peut-être est-elle l'effet de l'influence particulière que le sol et le régime exercent sur la constitution des habitans de ces contrées. Très-rarement encore nos collègues ont observé de ces éruptions générales, qui se manifestent quelquefois après la dessiccation de la vaccine, et celles qu'ils avaient vu survenir, se sont dissipées spontanément au bout de quelques jours.

Tous ceux qui s'occupent de l'inoculation de la vaccine savent, que la dessiccation parfaite des pustules se prolonge quelquefois du vingtième au trentième jour, et qu'à la chute des croûtes, le lieu d'insertion présente des cicatrices fermes et solides. Jusqu'ici, on n'avait pas encore vu ces cicatrices offrir aucune espèce de travail, et on était fondé à croire qu'elles restaient constamment inertes, lorsque nos collègues ont eu occasion de remarquer le contraire. Le Docteur Bassignot, qui a recueilli ce fait dans sa pratique particulière, nous dit : « Il y a cinq mois « que j'avais vacciné le fils du Général N. — « l'éruption avait parcouru toutes ses périodes, « avec la plus grande régularité ; la chute des « croûtes avait eu lieu vers le vingt-troisième « jour, et l'enfant jouissait de la meilleure santé. Environ deux mois après, l'une des cica« trices d'insertion se ranime, et présente un tra« vail analogue à celui que l'on observe du qua« trième au cinquième jour de l'inoculation ; mais « bientôt ce travail s'éteint et reprend une se« conde fois, après le même intervalle de tems ; « j'ai pensé alors, continue notre collègue, que

« cet accident singulier pouvait être l'effet d'une « dépuration incomplette, et pour en prévenir « les retours, je prescrivis un minoratif, qui « jusqu'à présent a produit l'effet desiré. „

Nos collègues n'ont pas cru devoir faire de contre-épreuves, pour consolider d'avantage l'opinion avantageuse que leurs concitoyens ont prise de la nouvelle méthode d'inoculation; ils ont pensé qu'il serait infiniment plus utile de réunir leurs efforts, pour en universaliser la pratique.

---

## 3.e COMITÉ D'ARRONDISSEMENT, A BIENNE.

Il résulte des renseignemens, qui nous ont été transmis par nos collègues du Comité, à Bienne, que la nouvelle inoculation est entièrement popularisée dans leur canton; que dans le courant de l'an XII, (1803 et 1804) elle a été pratiquée, avec le plus grand succès, sur deux cent quarante individus; et qu'en général la maladie a parcouru toutes ses périodes, très-régulièrement.

Dans le nombre des inoculations qu'ils ont faites, nos collègues n'ont jamais remarqué de vaccine bâtarde; mais quelquefois ils ont été dans le cas d'inoculer le même individu à deux ou trois reprises différentes; plusieurs fois aussi ils ont observé, après la dessiccation de la vaccine, des éruptions vésiculaires, semblables à la petite vérole volante, lesquelles ont disparu spontanément, en très-peu de jours.

Il est des affections morbifiques du bas âge, qui s'aggravent singulièrement par leur coïncidence avec la vaccine; mais il en est d'autres pour lesquelles la nouvelle inoculation paraît être un moyen curatif. Nous avons cité beaucoup d'exemples qui prouvent l'exactitude de cette observation, et nos collègues de Bienne en ont également recueilli la preuve, dans le cours de leurs opérations. C'est ainsi qu'ils ont vu la vaccine exercer une influence très-défavorable sur la rougeole, tandis qu'elle procurait toujours un mieux très-sensible, et quelquefois même la guérison parfaite de diverses maladies cutanées, telles que les dartres, les croûtes laiteuses, etc.

Finalement, nos collègues nous donnent les détails des ravages qu'une épidémie variolique avait exercé, en l'an XII, (1804) dans les environs de Bienne; la mortalité était excessive, et les individus vaccinés furent seuls à l'abri de l'infection.

---

## 4.° COMITÉ D'ARRONDISSEMENT, A PORRENTRUY.

Dans cet arrondissement, tout comme dans celui de Delémont, il a fallu vaincre bien des préjugés, détruire une foule d'erreurs, pour y introduire l'inoculation de la vaccine. Mais depuis que nos collègues ont fait connaître au peuple de ces cantons, les avantages inappréciables que procure cette bienfaisante méthode, son heureuse influence devient de jour en jour plus grande.

Cependant nos collègues pensent, que déjà, et depuis longtems, la vaccination aurait obtenu chez eux l'assentiment le plus complet, si les ministres du culte catholique, à l'exemple de ceux de la religion réformée, avaient, dès le principe, engagé le peuple des campagnes, à profiter des bienfaits de la nouvelle inoculation. « En « effet, ajoutent nos collègues, que l'on com- « pare les progrès étonnans que la vaccine a « faits dans les arrondissemens de Colmar, de « Mülhausen, de Montbéliard et de Bienne, avec « sa propagation lente et difficile dans nos can- « tons, et l'on verra que notre opinion n'est « malheureusement que trop fondée. «

Et nous aussi, nous sommes convaincus que la pratique de la nouvelle inoculation ne deviendra réellement usuelle et populaire, qu'alors que les ministres de tous les cultes, professant cette philantropie éclairée, qui doit les caractériser éminemment, réuniront leurs efforts à ceux des hommes de l'art, pour éclairer le peuple sur ses véritables intérêts.

Déjà dans ce Département, plusieurs ministres du culte ont donné ce bel exemple de vertu civique. Le Comité central sait tout ce qu'ils ont fait pour la propagation de la nouvelle méthode, et il s'empressera toujours de faire connaître à l'Administration supérieure, les heureux résultats de leur paternelle sollicitude. Mais il signalera avec une égale impartialité ceux, qui dégradant le caractère vénérable dont ils sont revêtus, inspireraient au peuple de l'éloignement pour la bienfaisante pratique de la vaccination.

Toutes les inoculations faites par nos collègues, dans le courant de l'an douze, ont eu les succès les plus marqués; toujours, dans sa marche, la vaccine leur a présenté la même série de phénomènes, et la seule anomalie qu'ils aient observée, c'est le développement des vaccines régulière et bâtarde, produit avec le même fluide et par la même inoculation.

Dans l'un de ces cas, ils ont vû de deux individus vaccinés en même tems, et avec la même matière, l'un prendre une vaccine bien caractérisée, l'autre n'ayant eu qu'un travail faux et incomplet, qui cependant ne se reproduisit plus après une seconde inoculation; dont le succès fut bien prononcé. Enfin, ils ont observé sur un enfant de deux ans, la vraie vaccine au bras gauche, et la bâtarde au bras droit.

---

## 5.° COMITÉ D'ARRONDISSEMENT, A MONTBÉLIARD.

En nous rendant compte de leurs opérations, les membres du Comité, à Montbéliard, nous ont donné de nouvelles preuves du zèle éclairé, qui dans tous les tems a caractérisé leurs travaux; et nous avons appris, avec la plus vive satisfaction, que par leur persévérante sollicitude à propager l'inoculation de la vaccine, depuis plusieurs années, le fléau de la petite vérole n'avait plus porté ses ravages dans cet arrondissement. Ainsi donc, sur tous les points de ce Département, et d'un commun accord, se prépare l'extirpation de cette maladie désastreuse, qui depuis plus de douze siècles, porte le deuil et la désolation dans toutes les parties du globe.

En l'an douze, nos collègues ont pratiqué l'inoculation de la vaccine sur cinq cent soixante-six individus, et ils ont remarqué qu'en général la maladie avait parcouru ses différentes périodes avec la plus grande uniformité; une fois seulement, le travail ayant été irrégulier chez un jeune homme de 19 ans.

A l'occasion de cette vaccine bâtarde, nos collègues observent qu'elle fut accompagnée d'accidens graves, telle qu'une inflammation érysipélateuse considérable, avec engorgement des glandes axillaires, mais que dès le neuvième jour, tout cet appareil de symptômes avait disparu, à l'exception d'une légère sensibilité aux glandes de l'aisselle, et qu'à la place des pustules, s'était formée une petite croûte brune parfaitement sèche.

Quelquefois, comme on sait, la vaccine prend un caractère éruptif plus ou moins prononcé, et ce travail surnuméraire se développe simultanément avec celui du lieu d'insertion, ou bien il ne s'annonce qu'après la dessiccation de la vaccine inoculée. Dans tous ces cas, les pustules surnuméraires affectent le même développement que la vaccine primitive, et la matière qu'elles contiennent, quand elle est inoculée à d'autres individus, détermine toujours une éruption régulière. C'est ainsi que nos collègues sont parvenus à reproduire une vaccine bien caractérisée avec le fluide de boutons surnuméraires, qui, le neuvième jour de l'inoculation, s'étaient développés aux bras de deux enfans en bas âge, vaccinés en même tems.

Alors que l'on pratiquait l'inoculation de la petite vérole, on avait remarqué que dans quelques circonstances rares, mais indéterminées, le virus variolique, transmis par inoculation, paraîssait changer de caractère, et qu'au lieu d'une maladie éruptive générale, il ne développait qu'une simple fièvre, désignée sous le nom de fièvre varioleuse. Mais comme on avait observé en même tems, que, malgré cette anomalie dans le travail, tous les inoculés qui avaient eu cette fièvre varioleuse, n'en étaient pas moins à l'abri d'une nouvelle infection, il était naturel d'en conclure qu'ils devenaient par cela même insusceptibles de contracter la vaccine, dont les effets sont tout à fait comparables à ceux de la variole, l'une de ces maladies préservant de l'autre, et réciproquement. Cependant nos collègues ont observé une vaccine très-régulière sur un enfant, que l'on croyait à l'abri de toute infection, parce qu'à la suite de l'inoculation de la petite vérole, il avait eu tous les symptômes d'une fièvre varioleuse très-prononcée; et cette vaccine inoculée à d'autres individus a constamment produit les meilleurs résultats.

En faisant des recherches sur les moyens les plus appropriés à la conservation du virus vaccin, nos collègues ont reconnu que le procédé de M.r *Favart, d'Uzès*, est en général le plus avantageux; qu'il est indifférent d'opérer la dessiccation du vaccin sur le feu, au soleil ou à l'air libre, pourvu qu'elle se fasse complettement; que le virus ainsi séché pouvait être transporté sur un simple verre, enveloppé d'un papier; mais que sa qualité contagieuse était toujours infiniment plus active, du sixième au huitième jour de l'inoculation, qu'à une époque plus reculée, quelle que soit d'ailleurs la beauté des pustules vaccinales et la limpidité du fluide.

---

## 6.° COMITÉ D'ARRONDISSEMENT, A BELFORT.

Faute de renseignemens précis, nous n'avons pu donner dans notre premier rapport, qu'un apperçu très-incomplet de l'état de la vaccination, dans l'arrondissement de Belfort : mais à présent, que les membres de ce Comité nous ont fourni des détails circonstanciés sur l'introduction et les progrès de la nouvelle méthode, dans leurs cantons, nous sommes à même de faire connaître l'ensemble des succès qu'elle a également obtenus, dans cette partie du Département.

En compulsant les états qui nous ont été transmis par nos collègues, nous avons vu que la nouvelle inoculation avait été introduite dans l'arrondissement de Belfort, le 8 germinal de l'an IX (29 mars 1801) par les soins du docteur *Bardy;* qu'elle fut pratiquée d'abord sur l'un des enfans de notre collègue *Blétry*, et que depuis cette époque jusqu'à la fin de l'an douze, le Comité y avait soumis, avec le plus grand succès, mille cinquante-un individus : que dans le nombre de ces vaccinations, il n'avait remarqué aucune anomalie particulière, et qui ne fut déja connue ; enfin que pendant la durée de différentes épidémies varioliques, il avait également eu des preuves incontestables de la vertu préservative de la vaccine : tous les individus vaccinés ayant communiqué librement avec des sujets affectés de la variole, sans qu'aucun d'eux ait jamais été atteint par la contagion.

Le Docteur Thaler, médecin à Massevaux, nous mande que dans sa pratique particulière, il avait remarqué, qu'en général il s'établissait une espèce de crise dépuratoire, après la dessiccation de la vaccine; que chez les uns cette crise, se manifestait par une diarrhée légère, que chez les autres il se faisait une éruption plus ou moins forte sur toute l'habitude du corps; que ces éruptions avaient été très-fréquentes sur-tout pendant les chaleurs de l'été; mais que dans tous les cas elles avaient cédé à l'usage des purgatifs légers.

« Je suis également parvenu, ajoute notre confrère Thaler, à obtenir une vaccine régulière, « en me servant des croûtes vaccinales, détrempées « avec une goutte d'eau fraiche, et ce procédé me « réussit sur-tout chez les sujets, qui ont résisté « à une première inoculation faite avec du vaccin « fluide. J'ai employé avec succès des croûtes « qui avaient deux mois d'âge, et dans ce moment, je suis occupé à en faire la récolte, pour « l'hyver prochain. „

On doit la découverte de ce procédé à Monsieur Labouisse, chirurgien-major du quatrième régiment de cuirassiers; cet officier de santé s'en était servi utilement, dès la fin de l'an onze, et le Docteur Valentin, de Nancy, sur l'invitation de

Monsieur Decarro, l'a également employé, avec avantage, il y a quelques mois. Du moment que les journaux en rendirent compte, le Comité central s'empressa de vérifier, par des expériences suivies, si la vaccine ainsi inoculée conserve, sans altération, sa propriété anti-variolique, même après plusieurs transmissions; et si, après une époque donnée, les croûtes vaccinales deviennent impropres à la reproduction de la vaccine; mais le Comité n'a pas encore recueilli un assez grand nombre de faits pour pouvoir résoudre, d'une manière précise, les différentes questions qu'il s'est proposées.

Dans les observations qui nous ont été communiquées par le Docteur Piquet, à Thann, nous avons vu un nouvel exemple des dangers qui résultent quelquefois de la coïncidence de la vaccine avec d'autres affections morbifiques aigues. M. Piquet avait vacciné un enfant de l'âge de sept mois, qui, aux symptômes près d'une dentition commençante, jouissait d'une bonne santé; le cinquième jour de l'inoculation, le travail de la vaccine s'annonce, et les accidens de la dentition disparaissent; des boutons livides s'élèvent à l'endroit des piqûres, mais ces boutons portent le caractère de la vaccine régulière, la dépression centrale; leur développement suit la marche accoutumée, seulement il est un peu plus lent, et à mesure qu'il avance, les symptômes adynamiques se prononcent davantage; le pouls faiblit et s'accélère de plus en plus; la respiration s'embarasse; l'haleine devient fétide; le ventre se météorise et la prostration des forces est extrême; l'usage des moyens les plus appropriés ne produit aucun effet, et le neuvième jour au soir, l'enfant périt dans un accès de convulsions.

De l'observation que nous venons de citer, le Docteur Piquet conclut qu'il est toujours imprudent, et quelquefois même dangereux, d'inoculer la vaccine à des personnes, chez lesquelles il existe déjà une affection morbifique, qui par sa nature détermine souvent des accidens graves, et que l'enfant, qui fait le sujet de cette observation, est mort des suites d'une vaccine putride ou adynamique. Bien que nous soyons entièrement convaincus des dangers que détermine quelquefois la vaccine, dans sa coïncidence avec d'autres maladies aigues, nous ne pouvons croire à l'existence d'une vaccine putride, proprement dite, et nous sommes persuadés que l'enfant dont il s'agit, a succombé à une fièvre adynamique continue, parce que tel était alors le caractère de la constitution morbide de la saison; caractère qui, au rapport du Docteur Piquet, compliquait également l'épidémie variolique, qui pendant l'hyver et le printems de l'an XII, ( 1804 ) régnait dans les environs de Thann.

Pour completter cette notice sur l'état des vaccinations, dans l'arrondissement de Belfort, nous ferons connaître que M. Maudru, pharmacien à Dannemarie, s'occupe avec zèle de la nouvelle inoculation, et que dans le courant de l'an XII, (1804.) il l'a pratiquée avec succès sur quatre cent cinquante individus.

Nous ne terminerons point ce précis de nos travaux, sans donner aux hommes de l'art qui ont correspondu avec nous, un gage assuré de notre reconnaissance, pour l'empressement qu'ils ont mis à propager la nouvelle inoculation: en vous les nommant, Monsieur le Préfet, c'est vous faire connaître les droits qu'ils ont à la bienveillance de l'administration supérieure; et ils la méritent d'autant plus, qu'en faisant le bien, ils se sont conformés plus particulièrement à vos intentions.

Fait et arrêté à Colmar, le 5 vendémiaire de l'an XIII. (27 septembre 1804.)

Et ont signé :

*Les membres du Comité central de vaccine du Département du Haut-Rhin.*

LANG, *Président.*

B. BRASSIER; BARTHOLDY.

MOREL, *Secrétaire.*

## RELEVÉ GÉNÉRAL,

PAR ARRONDISSEMENT DE SOUS-PRÉFECTURES,

Du nombre des individus vaccinés dans le Département du Haut-Rhin, dans le courant de l'an XII (du 24 septembre 1803 au 23 septembre 1804.)

| ARRONDISSEMENT | | | Nombre des vaccinations. |
|---|---|---|---|
| ARRONDISSEMENT | *de Colmar*. . . | Comité central . . . . . . | 2919 |
| | *d'Altkirch*. . . | Comité à Mülhouse . . . | 1220 |
| | *de Delémont* . | Deux Comités ; à Delémont et à Bienne. . . . . . | 487 |
| | *de Porrentruy* | Deux Comités ; à Porrentruy et à Montbéliard. | 730 |
| | *de Belfort*. . . | . . . . . . . . . . . . . . . . | 1845 |
| | TOTAL GÉNÉRAL . . . . . . . . . | | 7201 |

Certifié véritable par le soussigné Secrétaire du Comité central.

*Signé* MOREL, M. D.^r

## MINISTÈRE DE L'INTÉRIEUR.

Gènes, le 29 Prairial an XIII, (18 mai 1805;)

*Le Ministre de l'Intérieur, à Messieurs les Membres composant le Comité de vaccine du Haut-Rhin, à Colmar.*

Messieurs, le Comité de la Société centrale de vaccine, établie près de moi, ne m'a pas laissé ignorer vos efforts pour la propagation de la nouvelle inoculation, et le succès qui a couronné vos travaux. Leur résultat m'a été présenté dans le rapport général, qui m'a été fait en vertu de mon arrêté du 14 germinal an IX. (4mars 1801) J'applaudis au zèle dont vous avez donné des preuves si fréquentes et en vous faisant connaître toute la satisfaction que j'en éprouve, je ne doute pas que vous ne redoubliez d'ardeur, et que vous n'obteniez des succès encore plus marqués que ceux que vous m'avez fait connaître.

Je vous envoie deux exemplaires du rapport sur les progrès de la vaccine en France dans le courant de l'an XII (1804.) Je desire que vous voyez dans cette communication un motif nouveau d'encouragement, et une preuve de mon estime, en même tems que du prix que j'attache à vos travaux.

J'ai l'honneur de vous saluer.

Champagny.

COMI-

## COMITÉ CENTRAL DE VACCINE
### DU DÉPARTEMENT DU HAUT-RHIN.

Séance du 26 brumaire an XIV
(17 novembre 1807.)

*Rapport sur l'état de la vaccine dans le Département du Haut-Rhin, en l'an XIII* (du 23 septembre 1804 au 23 septembre 1805.)

Monsieur le Préfet,

Aujourdhui que sept années d'expérience ont éclairé l'opinion publique sur les avantages de la vaccine; que la masse la plus imposante des faits établit la vertu préservative de la nouvelle inoculation contre la petite vérole, la certitude a succédé au doute, la vérité a remplacé l'erreur, et la raison a fait taire les préjugés.

Aussi la nouvelle méthode se propage avec une rapidité égale à l'évidence de ses résultats; par tout, mais plus particulièrement en France, elle est accueillie avec cet empressement si naturel, pour tout ce qui tient à la prospérité publique; et lorsqu'elle aura fait disparaître du monde entier le terrible fléau qu'elle est destinée à combattre, les habitans du Haut-Rhin, graces à vos soins, Monsieur le Préfet, jouiront les premiers de cet inappréciable bienfait.

Le relevé des différens états de vaccinations, qui ont été adressés au Comité présente un total de cinq mille neuf cent trente et une vaccinations opérées dans le courant de l'an XIII (1804 et 1805). Savoir: Dans l'arrondissement de Colmar, deux mille six cent soixante-dix-neuf; dans celui d'Altkirch, mille cinquante-trois; dans celui de Delémont, six cent soixante-seize; dans celui de Porrentruy sept cent quatre-vingt-huit; enfin dans l'arrondissement de Belfort, sept cent trente-cinq.

Parmi les observations que le Comité a recueillies dans sa correspondance, il citera dabord celles qui ont pour objet ces éruptions surnuméraires, dont les boutons toujours en petit nombre, présentent tous les caractères de la vaccine inoculée, et la reproduisent même dans toute son énergie, quand on inocule, à d'autres individus, le fluide qu'ils contiennent.

Cette anomalie singulière est à la vérité très-rare; elle n'a été observée que deux fois dans le courant de l'an XII (1803 et 1804), et une fois seulement en l'an XIII (1804 et 1805); et lorsqu'elle a lieu, elle provient presque toujours d'une inoculation fortuite, ainsi que nous l'avons fait observer dans notre précédent rapport.

Bien plus souvent que dans sa forme, la vaccine présente des anomalies dans sa marche; celle-ci est plus précoce ou plus tardive, irrégulière ou interrompue, selon l'individualité du sujet et les circonstances particulières, qui existent au moment de l'inoculation. Ainsi on remarque que dans les fortes chaleurs de l'été, et chez des sujets d'une grande excitabilité, le développement de la vaccine est ordinairement plus rapide qu'en hyver, et en général par des tems froids et humides, sur-tout chez des individus qui ont la fibre molle et lâche.

Il n'est pas aussi facile de déterminer la cause probable de l'irrégularité que l'on observe par fois dans la marche de la vaccine, quelques-unes des piqûres se développant à l'époque ordinaire, le travail des autres ne se faisant que beaucoup plus tard, mais très-régulièrement d'ailleurs. Enfin par l'intercurrence d'une maladie aigue grave, telle que la dyssenterie, une dentition difficile, etc., le travail de la vaccine, qui s'annonçait comme de coutume et simultanément à tous les points d'insertion, se trouve quelquefois interrompu, et ne se ranime que lorsque la santé de l'individu est rétablie.

Toutes ces anomalies que l'on observe assez fréquemment, ainsi que le prouvent les observations que le Comité a recueillies dans sa correspondance, n'altèrent point l'étonnante propriété de la vaccine; quelle que soit la marche plus ou moins hâtive ou régulière de son développement, la nouvelle inoculation n'en est pas moins un préservatif assuré contre la petite vérole.

En annonçant dans nos précédens rapports que la vaccine paraîssait exercer une influence très-salutaire sur différentes maladies chroniques du premier âge de la vie, principalement sur celles qui tiennent à une affection du système lymphatique, nous avions présenté notre opinion avec la réserve du doute ; aujourdhui nous la publions avec l'assurance de la certitude fondée sur nos propres observations, et sur celles de nos collègues.

Ainsi nous avons vu des croutes laiteuses très-étendues, des ophthalmies purulentes du tarse des paupières, etc. qui avaient résisté jusqu'alors aux traitemens les mieux dirigés, se dissiper entièrement après la dessiccation des pustules vaccinales, et ces heureux résultats étaient d'autant plus prompts que l'on avait multiplié davantage le nombre des piqûres.

Nous observerons toutesfois que dans les circonstances ordinaires, la multiplicité des piqûres est toujours inutile, bien souvent même nuisible, par l'intensité des accidens qui se manifestent pendant le période aréolaire, sur-tout par le gonflement des glandes axillaires. Quand il en arrive ainsi, il n'est pas de moyen plus sûr pour retablir le calme, que d'ouvrir largement les pustules vaccinales, et d'envelopper les bras d'un cataplasme froid, que l'on renouvelle fréquemment.

Dans les derniers mois de l'an XIII (1804) une épidémie varioleuse d'un très-mauvais caractère a parcouru successivement plusieurs cantons du Département, et notamment ceux d'Altkirch et d'Andolsheim. Déjà l'apparition de ce terrible fléau avait été signalée par le deuil et la désolation ; chaque jour augmentait le nombre des victimes, lorsque subjugués par la terreur, plutôt que vaincus par l'évidence, les habitans des communes où l'épidémie s'était manifestée, consentirent enfin à soumettre, à la nouvelle inoculation, tous ceux qui n'avaient pas encore été frappés par la contagion, et à l'instant même elle fut étouffée dans sa source. A cette époque nos collègues ont eu de nombreuses occasions de s'assurer également, par la voie des contre-épreuves, de la vertu préservative de la nouvelle méthode ; les vaccinés ayant communiqué librement, habité et couché avec des individus atteints de la petite vérole, à toutes les époques de la maladie, sans qu'aucun d'eux ait été atteint de la contagion.

Nous terminerons ce rapport, Monsieur le Préfet, en faisant connaître un nouveau moyen de conserver, pendant un espace de tems considérable, le virus vaccin, avec toutes ses propriétés. Ce moyen, dont la découverte appartient à nos collègues du Comité à Montbéliard, consiste à renfermer le vaccin entre deux carrés de verre bien polis, dont on recouvre les bords avec de la cire, et que l'on plonge ensuite dans un vase plein d'huile d'olive. Du vaccin gardé ainsi pendant plus de six mois a conservé toute son énergie ; toutes les vaccinations auxquelles nos collègues l'ont employé, ayant eu le même succès que celles-ci qui avaient été faites de bras à bras.

Fait et arrêté en séance du Comité central de vaccine du Département du Haut-Rhin, le 26 brumaire, an XIV (17 octobre 1805).

*Signé* LANG, BARTHOLDY, MOREL.

*Pour copie conforme:* MOREL, Secrétaire.

---

Paris, le 24 janvier 1807.

*LE MINISTRE DE L'INTÉRIEUR, à Monsieur FÉLIX DES PORTES, Préfet du Département du Haut-Rhin.*

Monsieur, je vous adresse deux exemplaires du dernier rapport, qui m'a été fait sur la propagation de la vaccine en France. J'y joins deux médailles pour être distribuées avec les rapports à Messieurs Louis-Gabriel Morel, Médecin à Colmar, et François-Antoine Basler, Curé à Molau. Je désire que cette marque de ma satisfaction leur soit donnée avec l'éclat et la publicité que les localités pourront permettre. Je trouve dans l'exécution de cette mesure un moyen d'exciter le zèle des personnes qui s'occupent de la nouvelle inoculation, et un puissant encouragement pour celles qui ont mérité cette récompense à l'obtenir de nouveau.

Recevez l'assurance de ma parfaite considération. *Signé* CHAMPAGNY.

## COMITÉ CENTRAL DE VACCINE

### DU DÉPARTEMEMT DU HAUT-RHIN.

Séance du 19 février 1807.

RAPPORT *sur l'état de la vaccine dans le Département, en l'an XIV et* 1806.

MONSIEUR LE PRÉFET,

Dans le dernier rapport que nous avons eu l'honneur de vous présenter, il y a quinze mois, sur l'état de la vaccine, dans ce Département, nous avons fixé votre attention sur les progrès toujours croissans et les succès invariables de cette précieuse découverte; aujourd'hui, nous avons à vous rendre compte des heureux résultats que nous en avons obtenus, depuis le 1.er vendémiaire an XIV (23 septembre 1805) jusqu'au 31 décembre 1806.

Il résulte des états particuliers qui ont été adressés au Comité central, que la somme des vaccinations opérées dans l'espace de tems précité, et dont l'énumération se trouve au tableau ci-joint, présente un total de six mille vingt-deux, savoir: dans l'arrondissement de Colmar, deux mille six cent cinquante-deux; dans celui d'Altkirch, mille cinquante-quatre; dans celui de Delémont huit cent cinquante-trois; dans celui de Porrentruy, cinq cent trois; enfin dans l'arrondissement de Belfort, neuf cent soixante et un.

Dans le nombre de ces vaccinations, le Comité n'a pas compris celles qui ont été faites dans les cantons de Moutier et de Courtelary, attendu qu'il n'en a pas reçu l'état numérique. Toutesfois ce nombre est très-considérable, puisqu'il est égal à celui des naissances, ainsi que l'annoncent MM. les pasteurs Morel à Corgémont, Himmely à Court, et Gauteron à Tavannes, qui ont introduit et propagé la nouvelle inoculation dans ces localités difficiles.

Parmi les observations que le Comité a recueillies dans sa correspondanee, les unes sont relatives aux différentes anomalies qui intervertissent la marche ordinaire de la vaccine, sans en altérer l'efficacité: il en est qui concernent l'heureuse influence que la nouvelle inoculation exerce sur différentes maladies éruptives de l'enfance, sur la petite vérole même, lorsqu'elles coïncident ensemble: d'autres enfin ont pour objet la conservation du virus vaccin, et indiquent les procédés par lesquels on y parvient le plus sûrement. Mais comme tous ces faits se trouvent consignés en détail dans nos précédens rapports, nous nous bornerons à en citer un qui nous a paru nouveau ou au moins très-peu connu. Personne n'ignore qu'il est des sujets qui, par leur constitution, opposent une résistance insurmontable à contracter la vaccine, tout comme on trouve des individus qui se montrent réfractaires à l'infection variolique; mais on n'avait pas encore observé cette disposition chez des enfans nouveaux nés, de l'âge de quelques semaines seulement. Nous en avons eu de nombreux exemples dans nos vaccinations à l'hospice d'accouchement à Colmar, où le terme moyen des naissances, calculé sur les cinq dernières années, est de cent trente-cinq environ. Nous en avons inoculé plusieurs jusqu'à quatre fois sans aucun succès, en variant de toutes les manières le mode d'insertion, dans l'espoir de le rendre plus actif, et nous n'avons jamais réussi que lorsque ces enfans avaient acquis un certain dégré de forces et d'embonpoint; aussi nous pensons que la difficulté que l'on éprouve à développer la vaccine dans ces cas-là, ne tient qu'à un défaut d'énergie suffisante dans les organes absorbans, pour opérer l'assimilation du virus vaccin.

Nous ajouterons finalement que nous avons essayé d'inoculer la vaccine à des chiens, pour nous assurer si elle les préserverait de la maladie qui est particulière à cette race d'animaux, à l'époque de la seconde dentition, et qui consiste dans une affection catharrale de la membrane muqueuse des voies aëriennes.

Fait et arrêté en séance du Comité central de vaccine du Département du Haut-Rhin.

A Colmar, le 19 février 1807.

*Signé* LANG, BARTHOLDY, MOREL.

*Pour copie conforme:* MOREL, Secrétaire.

# RELEVÉ GÉNÉRAL,

## PAR ARRONDISSEMENT DE SOUS-PRÉFECTURES,

Des vaccinations faites dans le Département du Haut-Rhin, depuis le 1.er vendémiaire an XIV (23 septembre 1805) jusqu'au 1.er janvier 1807.

| | | | Nombre des vaccinations. |
|---|---|---|---|
| ARRONDISSEMENT | *de Colmar*. . . | Comité central. . . . . . . . | 2652 |
| | *d'Altkirch*. . . | Comité à Mülhouse . . . . | 1054 |
| | *de Delémont* . | Deux Comités ; à Delémont et à Bienne . . . . . . . | 853 |
| | *de Porrentruy* | Deux Comités ; à Porrentruy et à Montbéliard. | 503 |
| | *de Belfort* . . . . . . . . . . . . . . . . . . . . . . . . | | 961 |
| | TOTAL GÉNÉRAL. . . . . . . . . . . . | | 6023 |

Certifié conforme aux états particuliers adressés au Comité central de vaccine du Département du Haut-Rhin.

A Colmar, le 19 février 1807.

*Signé* MOREL, M. D.r

Colmar le 12 septembre 1807.

*Le Comité central de vaccine du Département du Haut-Rhin à Monsieur Félix Des Portes, Préfet.*

Monsieur le Préfet,

Au nombre des mesures propres à rendre l'inoculation de la vaccine plus générale, et à obtenir des données certaines sur le nombre des vaccinations qui se pratiquent chaque année, Son Excellence le Ministre de l'intérieur vous indique, dans sa lettre du 29 août dernier, la distribution de tableaux imprimés aux officiers de santé et aux Maires des communes.

Déja depuis plus de quatre ans, Monsieur le Préfet, votre Comité central a adopté cette mesure, pour simplifier les relations qu'il entretient avec les vaccinateurs de ce Département: mais ce moyen seul lui paraît insuffisant pour soutenir le zèle de ceux qui se livrent à la pratique de la nouvelle inoculation, et pour vaincre l'incurie originelle du peuple.

Pour parvenir à ce but, votre Comité central pense, Monsieur le Préfet, qu'il faut d'un côté assurer aux vaccinateurs une récompense pour les travaux qu'ils auront entrepris, et de l'autre offrir gratuitement à la classe la plus nombreuse de la société tous les avantages qui résultent de la nouvelle inoculation.

Dans cette vue, Monsieur le Préfet, votre Comité central a l'honneur de vous proposer d'accorder aux vaccinateurs des primes proportionnées au nombre des vaccinations qu'ils auront faites, et dont ils justifieront par des états conformes aux instructions qui leur seront données.

A l'appui de ces états, ils joindront une attestation délivrée par le Maire de chaque commune, indiquant le nombre des vaccinations qui y auront été faites.

Cette attestation, ainsi que les états particuliers, seraient adressés à votre Comité central, qui vous désignerait alors ceux de ses collaborateurs qui auraient le plus de droit à la munificence départementale.

Quant aux moyens propres à prévenir les retours ou à arrêter les progrès de la petite vérole, la mise en quarantaine rigoureuse des lieux où ce fléau se sera manifesté, est l'unique mesure dont on puisse se promettre un entier succès : toutes les autres dispositions, notamment celles que le Parlement de Paris avait prises relativement à la pratique de l'inoculation, sont insuffisantes. Mais comme l'exécution de ces mesures nécessite l'intervention du Gouvernement, l'extirpation de la petite vérole n'aura lieu que lorsqu'il en aura manifesté la volonté.

Recevez Monsieur le Préfet l'assurance de notre profond respect;

*Signé* Lang, Bartholdy et Morel.

*EXTRAIT du procès-verbal des délibérations du Conseil général du Département du Haut-Rhin.*

Session du jeudi, 15 octobre 1807.

## VACCINE.

Le Conseil a appris avec satisfaction de Monsieur le Préfet, les progrès de la vaccine dans ce Département. Il a vu que le nombre des individus vaccinés depuis l'heureuse institution des six Comités de vaccine par Monsieur le Préfet, s'élevait au premier janvier 1807, à 25,241.

Les difficultés que cette pratique salutaire rencontrait dans les préventions du peuple, s'applanissent de plus en plus par les soins et le zèle des membres de ces Comités, ainsi que de plusieurs correspondans, Ministres des cultes auxquels le Conseil se plait à payer un tribut d'éloges et de satisfaction. Aussi est-ce avec un plaisir réel qu'il a été témoin de la distribution faite par Monsieur le Préfet, de deux médailles, l'une à Monsieur Louis-Gabriel Morel, médecin à Colmar; l'autre à Monsieur François-Antoine Basler, curé à Molau, auxquels le Gouvernement, en les leur décernant, a particulièrement voulu donner cette marque honorable de son approbation, et cette récompense de leur zèle et de leur bienfaisance.

Le Conseil jaloux d'assurer le succès de cette utile et importante pratique et de seconder les intentions de Monsieur le Préfet et du Gouvernement, estime que le meilleur moyen pour y parvenir est d'établir des primes d'encouragement, pour être décernés à ceux qui auront opéré, dans le Département, le plus grand nombre de vaccinations pendant le cours d'une année. En conséquence il vote une somme de quinze cent francs à prendre sur les fonds faits pour dépenses imprévues, laquelle somme sera mise à la disposition de Monsieur le Préfet, pour être employée comme il jugera convenable.

Signé les membres du Conseil général.

*Certifié conforme :* Le Secrétaire général de la Préfecture, *signé* J. Briche.

## COMITÉ CENTRAL DE VACCINE
### DU DÉPARTEMENT DU HAUT-RHIN.

Séance du 28 décembre 1807.

*Notice sur l'état de la vaccine dans le Département du Haut-Rhin, pendant les onze premiers mois de 1807, présentée à Monsieur le Préfet du Département du Haut-Rhin par le Comité central de vaccine du même Département.*

Monsieur le Préfet,

Pour nous conformer aux ordres de S. Exc. le Ministre de l'intérieur, dont vous avez bien voulu nous donner communication, nous avons l'honneur de vous rendre compte des travaux entrepris pour maintenir dans ce Département la nouvelle méthode d'inoculation. Si le délai prescrit n'eut pas été aussi rapproché, nous aurions été à même de vous fournir des résultats plus complets; mais quoique les renseignemens que nous avons obtenus ne s'étendent que jusqu'au 1.er décembre de cette année, le nombre des vaccinations qui ont été faites dans cet espace de tems, est infiniment plus considérable que celui de 1806.

Ces progrès de la vaccine sont dus bien moins, il est vrai, à la force de l'exemple, qu'au retour d'une épidémie variolique d'un mauvais caractère qui s'est manifestée cette automne dans quelques cantons des arrondissemens d'Altkirch et de Belfort, et à Colmar, où depuis l'an X elle n'avait plus reparu. Ici elle avait pris naissance, par importation, dans le quartier le plus populeux de la ville, parmi cette classe d'habitans toujours d'autant plus insouciante pour sa propre conservation que sa misère est plus profonde. Les victimes qu'elle a frappées, quoique en petit nombre, ont fait cesser l'incurie du peuple, en lui présentant le tableau d'un danger qu'il ne redoutait plus, parce qu'il en avait perdu le souvenir.

Dans son rapport pour l'an douze, le Comité, en parlant des essais qu'il avait entrepris pour s'assurer de la possibilité de reproduire la vaccine, par l'inoculation de la matière des croûtes, annonçait que les faits qu'il avait recueillis jusqu'alors ne lui paraissaient pas suffisans pour résoudre d'une manière précise les questions qu'il s'était proposées. Depuis cette époque il a continué ses recherches, et les résultats qu'il en a obtenus, ont fourni des données assez constantes pour pouvoir les réduire aux principes suivans :

1.° La croûte vaccinale est plus propre à la transmission de la vaccine, quand on s'en sert avant sa chute spontanée.

2.° Elle conserve plus longtems sa force de reproduction, lorsqu'on la met à l'abri du contact de la lumière et de la chaleur.

3.° La vaccination avec les croûtes réussit plus difficilement qu'avec le vaccin fluide, dans le rapport de trois à un.

4.° Le succès de l'inoculation avec les croûtes est plus assuré, lorsqu'on a soin de les dépouiller de leur épiderme, et qu'au lieu d'eau, on se sert de la salive pour les détremper.

Dans le même rapport, le Comité avait fait connaître la difficulté que l'on éprouve généralement à transmettre la vaccine à des enfans nouveaux nés, dont les chairs sont flasques et molasses, et il attribuait cette difficulté au défaut d'énergie suffisante dans les organes absorbans. Cent cinquante-trois vaccinations faites dans le cours de cette année à l'hospice d'accouchement à Colmar, ont donné des résultats qui confirment pleinement l'opinion que le Comité avait émise alors.

A la suite de ces observations, Monsieur le Préfet, nous croyons devoir vous rappeller les mesures que nous avons eu l'honneur de vous indiquer par notre lettre du 12 septembre dernier, pour rendre l'inoculation de la vaccine vraiment usuelle, et parvenir ainsi au but si desiré de l'extinction de la petite vérole.

Fait et arrêté en séance du Comité central, à Colmar, le 28 décembre 1807.

*Signé* Lang, M. D.r, Bartholdy, D.r, Morel, M. D.r

*Pour copie conforme :* Morel, M. D.r

# RELEVÉ GÉNÉRAL,

## PAR ARRONDISSEMENT DE SOUS-PRÉFECTURES,

Des vaccinations faites dans le Département du Haut-Rhin, pendant les onze premiers mois de 1807.

| | Arrondissement | | Nombre des vaccinations. |
|---|---|---|---|
| ARRONDISSEMENT | *de Colmar*. . . | Comité central . . . . . . | 3045 |
| | *d'Altkirch*. . . | Comité à Mülhouse . . . | 2126 |
| | *de Delémont* . | Deux Comités ; à Delémont et à Bienne. . . . . . | 680 |
| | *de Porrentruy* | Deux Comités ; à Porrentruy et à Montbéliard. | 366 |
| | *de Belfort* . . . | . . . . . . . . . . . . . . . . | 584 |
| | TOTAL GÉNÉRAL . . . . . . . . | | 6801 |

Certifié conforme aux états particuliers adressés au Comité central de vaccine du Département du Haut-Rhin.

A Colmar, le 28 décembre 1807.

*Signé* MOREL, M. D.[r]

Paris le 7 mai 1808.

*Le Ministre de l'Intérieur, à Monsieur le Préfet du Département du Haut-Rhin.*

Monsieur le Préfet, il vient de m'être rendu un compte général des efforts tentés et des succès obtenus en France pendant le cours de l'année 1807, pour la propagation de la vaccine. J'ai remarqué avec une vive satisfaction le rang honorable qu'occupe votre Département dans le tableau de ces succès. Je ne doute pas qu'ils ne soient dus principalement à l'influence de votre zèle; et s'il doit vous être doux d'avoir conservé à l'humanité une population précieuse, il ne l'est pas moins pour moi d'applaudir au bien que vous avez fait. Je suis assuré d'avance que vous continuerez à le faire, à l'accroître, que vous redoublerez d'efforts, que vous employerez les moyens de persuasion qui sont en votre pouvoir, pour achever de bannir de votre Département le fléau de la petite vérole; quelles que soient les préventions que des hommes aveugles ou intéressés cherchent à élever contre une pratique aussi salutaire, l'expérience de chaque jour confirme, d'une manière éclatante, l'importance d'une découverte dont l'adoption doit être aussi avantageuse à l'humanité qu'à la patrie.

Recevez, Monsieur le Préfet, l'assurance de ma parfaite considération.

*Signé* CRETET.

---

*EXTRAIT des Registres de la Préfecture du Département du Haut-Rhin, du 28 juillet* 1808.

ARRÊTÉ, N.° 3,491.

LE PRÉFET DU DÉPARTEMENT DU HAUT-RHIN, MEMBRE DE LA LÉGION D'HONNEUR,

Instruit que depuis plusieurs mois, une épidémie variolique s'est manifestée dans quelques cantons du Département, et voulant mettre un terme à ce fléau dévastateur;

Considérant d'ailleurs qu'il résulte de dix années d'expérience constatée sur toutes les parties du globe, que la vaccine est un préservatif assuré contre la petite vérole; que depuis cette époque la nouvelle inoculation est devenue d'un usage habituel et général dans les grandes communes de ce Département, où les succès que l'on en a obtenus, ont constamment justifié la confiance qu'elle avait inspirée; que l'on ne peut conséquemment attribuer qu'à une incurie coupable, à des préjugés dangereux ou à un sordide intérêt l'indifférence que l'on remarque encore parmi le peuple des campagnes, pour l'adoption de cette méthode salutaire;

Considérant que le Gouvernement n'admet dans les écoles impériales militaires aucun candidat, s'il ne produit un certificat qui constate qu'il a eu la petite vérole ou qu'il a été vacciné;

Considérant enfin qu'il est du devoir de l'Administration supérieure de favoriser, par tous les moyens qui sont à sa disposition, la précieuse découverte de la vaccine, dont les résultats intéressent directement la prospérité publique, et que l'une des mesures les plus propres à la populariser est d'en rendre l'application gratuite;

ARRÊTE:

ART. I.er A compter du 1.er janvier 1809, il sera distribué, chaque année, à titre d'encouragement, entre les vaccinateurs de ce Département, une somme de quinze cents francs, divisée en cinq Primes proportionnées au nombre des vaccinations qu'ils auront faites dans le cours de l'année.

II. Ces Primes seront fixées de la manière suivante,

SAVOIR:

La 1.re à la somme de 500 francs,
La 2.e à celle de . . 400 —
La 3.e à celle de . . 300 —
La 4.e à celle de . . 200 —
La 5.e à celle de . . 100 —

III. La première de ces primes ne sera accordée qu'à celui des vaccinateurs qui justifiera, dans les formes indiquées ci-après, avoir vacciné au moins 300 individus.

IV. Pour constater le nombre des vaccinations faites, le Maire de chaque commune délivrera au vaccinateur une attestation conforme au modèle ci-joint.

V. A la fin de chaque trimestre, les vaccinateurs adresseront au Comité de vaccine de leur arrondissement, les attestations qu'ils auront obtenues, lesquelles seront transmises par lesdits Comités, avec leurs observations, au Comité central de vaccine à Colmar.

VI. A la fin de chaque année, le Comité central présentera, comme par le passé, au Préfet, un rapport général sur l'état de la vaccine dans le Département; il indiquera ceux de ses collaborateurs qui, par le nombre des vaccinations qu'ils auront faites, ont droit aux Primes d'encouragement.

VII. Tous les Docteurs en médecine, en chirurgie, Officiers de santé et Ministres des cultes, pourront concourir pour les Primes, à l'exception seulement des membres du Comité central de vaccine.

VIII. Le Préfet proclamera par un arrêté particulier, les noms de ceux des vaccinateurs qui auront obtenu des Primes d'encouragement.

IX. Le Comité central de vaccine rédigera une instruction détaillée sur la pratique de l'inoculation de la vaccine. Cette instruction sera imprimée dans les deux langues, et distribuée dans toutes les communes du ressort.

X. En conséquence de ces dispositions, il ne sera admis, à compter du 1.er janvier 1809, dans les écoles publiques ou particulières du Département, aucun élève pensionnaire ou externe, s'il ne justifie par un certificat d'un Médecin ou Officier de santé, visé par le Maire de sa commune, qu'il a été vacciné ou qu'il a eu la petite vérole.

XI. Les Maires sont spécialement chargés de l'exécution des mesures prescrites par l'article précédent. A la fin de chaque trimestre, ils rendront à cet égard un compte détaillé au Sous-Préfet de leur arrondissement, qui le transmettra au Préfet.

Si malgré les précautions indiquées ci-dessus et exécutées avec soin, l'épidémie variolique se manifestait dans une de ces écoles, les Maires les feront sur le champ provisoirement fermer, et n'en permettront la fréquentation qu'après qu'ils se seront assurés que la maladie n'exerce plus de ravages parmi les élèves.

XII. Tous les enfans admis ou à admettre dans les hospices et autres établissemens de charité, seront soumis à l'inoculation de la vaccine, si déjà ils n'ont eu la petite vérole.

XIII. Le présent arrêté sera imprimé, affiché et publié dans les deux langues.

L'exécution en est confiée à la sollicitude de Messieurs les Sous-Préfets et Maires du Département.

*Signé* FÉLIX DES PORTES, Préfet.

*Certifié conforme:* Le Secrétaire général de la Préfecture. J. BRICHE.

---

## *Modèle du certificat à délivrer par M.rs les Maires aux Vaccinateurs.*

Je soussigné Maire de la commune d' arrondissement d' certifie que M.r (*inscrire les noms et qualités du vaccinateur*) a vacciné dans cette commune (*indiquer ici en toutes lettres le nombre des individus vaccinés*), et qu'il est à ma connaissance que ses vaccinations ont eu un entier succès.

En foi de quoi je lui ai délivré le présent certificat.

A le an

# INSTRUCTION PRATIQUE SUR LA VACCINE.

## §. 1.

### *Définition de la Vaccine.*

La vaccine est une maladie particulière aux vaches, laquelle étant transmise à l'homme, le met pour toujours à l'abri de la contagion de la petite vérole.

## §. 2.

### *Ses caractères.*

La vaccine a des caractères essentiels qui la distinguent de toute autre maladie éruptive; ces caractères sont : 1.° la forme ronde et vésiculaire du bouton, qui ne se développe jamais avant le troisième jour, et qui offre dans son centre une dépression très-marquée. 2.° L'engorgement du tissu cellulaire sous-cutané, à la base du bouton. 3.° L'apparition d'une aréole rouge qui circonscrit le bouton, dans une étendue plus ou moins considérable. 4.° La couleur et la forme de la croûte qui y succède.

## §. 3.

### *Mode de transmission.*

La vaccine ne peut se transmettre à l'homme que par inoculation. Trois conditions sont indispensables pour en assurer le succès: 1.° l'aptitude du sujet; 2.° la qualité du vaccin; 3.° le mode de vaccination.

§. 4.

*Quels sont les individus aptes à la contracter?*

Tous les individus en général qui n'ont pas encore eu la petite vérole sont aptes à contracter la vaccine. Cependant il en est qui ne paraissent pas susceptibles de la prendre par les méthodes ordinaires, ainsi qu'on l'observe chez les enfans nouveaux nés, qui ont les chaires flasques, et chez les sujets dont la peau sèche et aride présente un aspect furfuracé.

§. 5.

*Choix du vaccin.*

Le vaccin doit être pris d'un bouton sain et avant la formation de l'aréole, quelle que soit l'époque de la vaccination. Le septième jour, après cette époque, est en général le meilleur moment pour recueillir le vaccin, parce qu'alors il est très-pur, très-limpide, et dans toute sa force. Quelquefois on peut en prendre encore le huitième jour: mais lorsqu'il est recueilli plus tard, ou que par toute autre cause il a perdu sa limpidité, il ne produit plus qu'une vaccine bâtarde, qui ne préserve pas de la petite vérole.

§. 6.

*Modes d'inoculation.*

On inocule la vaccine par piqûre ou par incision, avec du vaccin liquide ou desséché, ou avec des croûtes vaccinales.

## §. 7.

### *Avantages de ces différentes méthodes.*

L'inoculation par piqûre et avec du vaccin liquide, surtout lorsqu'on la fait de bras à bras, réussit bien plus sûrement que par incision et avec du vaccin desséché. L'inoculation avec les croûtes est la plus incertaine de toutes.

## §. 8.

### *Inoculation par piqûre.*

Pour vacciner par piqûre et de bras à bras, on se sert d'une aiguille aplatie et tranchante vers sa pointe, ou d'une lancette. On ouvre le bourelet vésiculaire du bouton vaccin, en l'effleurant de bas en haut. Avec la goutte de fluide limpide comme de l'eau, qui paraît sur l'ouverture du bouton, on humecte la pointe de l'instrument, que l'on insinue horizontalement à une ligne environ, entre l'épiderme et la peau, à la partie antérieure supérieure du bras, que l'on fixe de l'autre main, en tendant légèrement les tégumens. On retire l'instrument et on l'essuie, en le passant de plat, à plusieurs reprises, sur la piqûre, pour y fixer d'autant mieux le vaccin.

Lorsqu'on emploie du vaccin conservé dans son état de fluidité naturelle, on exprime sur un disque de verre, avec des petites pinces, le coton ou l'éponge qui en avait été imbibée; ou bien on casse les deux bouts du tube capillaire qui en est chargé. On adapte un tuyau de paille à l'un des bouts de ce tube, et on applique l'autre sur une lame de verre, sur laquelle on fait couler le vaccin, en soufflant dans le tuyau de paille; on procède d'ailleurs comme si on vaccinait de bras à bras.

Quand on est obligé de se servir de vaccin desséché, il faut avoir soin de le bien délayer auparavant, en y passant, à plusieurs reprises, la lancette que l'on aura trempée dans de l'eau froide.

§. 9.

*Par incision.*

L'incision ne se pratique que lorsqu'on emploie des fils imprégnés de vaccin. Avec la pointe de la lancette ou de l'aignille, que l'on porte perpendiculairement sur le bras, on en effleure la peau dans l'étendue de deux lignes environ. On introduit dans cette incision, dont on écarte les bords, en tendant les tégumens avec les doigts, un morceau du fil impregné de vaccin; on le foule du plat de l'instrument, pour l'enfoncer d'autant mieux, et en hâter le ramollissement, et on le maintient en place, en recouvrant l'incision avec un morceau de taffetas gommé ou de baudruche, que l'on fixe au moyen de quelques tours de bande.

§. 10.

*Avec les croûtes.*

Pour assurer le succès de l'inoculation avec la matière des croûtes, il est indispensable de ne choisir que celles qui proviennent de boutons qui n'ont pas été entamés; que l'on a recueillies avant leur chute spontanée, et qui ont été conservées à l'abri du contact de l'air, de la lumière et de la chaleur. Avant de s'en servir, il faut encore les dépouiller de l'espèce d'épiderme qui les recouvre; les couper par le milieu; en raper le centre, et délayer cette poudre dans un peu de salive, sur un verre bien propre, avec le plat de la lancette, jusqu'à ce que la dissolution ait pris une teinte laiteuse: alors on l'inocule comme à l'ordinaire.

§. 11.

*La piqûre ou l'incision doit être très-superficielle.*

Daus tous les cas la piqûre ou l'incision doit être assez superficielle, pour ne donner que peu ou point de sang; autrement le vaccin est entraîné ou rendu inerte par le sang qui s'échappe.

On doit également laisser sécher les points d'insertion, avant de permettre à l'individu vacciné de reprendre ses vêtemens.

§. 12.

*Marche de la maladie.*

Quelque soit le mode de vaccination dont on ait fait usage, la marche de la maladie est constamment la même, et l'on peut y distinguer quatre périodes différentes:

1.° La période d'inertie.

2.° La période de développement.

3.° La période aréolaire, et

4.° La période de dessiccation.

§. 13.

*Première période.*

La première période commence du moment de l'insertion, et dure jusqu'à la fin du troisième ou au commencement du quatrième jour. Pendant cet intervalle, on ne remarque aucun changement aux piqûres; le plus souvent même elles paraîssent entièrement effacées.

*Deuxième période.*

Du troisième au quatrième jour, on apperçoit un peu de rougeur et d'élévation aux piqûres; en y passant le doigt, on sent un petit nœud dur, comme s'il s'y était formé un bouton. Bientôt ce bouton devient apparent, et à mesure qu'il se développe, il prend une apparence luisante et une forme circulaire exactement circonscrite; en même tems le centre du bouton se déprime et s'enfonce, tandis que ses bords s'élèvent et présentent un bourrelet vésiculaire, qui contient un fluide limpide.

*Troisième période.*

Du septième au huitième jour, le bouton est entièrement développé, et il paraît à sa base un cercle d'un rouge plus ou moins vif, que l'on nomme aréole. A cette époque, le vacciné éprouve un sentiment de tension et d'engourdissement aux aisselles; le tissu cellulaire sous-cutané s'engorge; l'aréole s'élargit et prend un aspect phlegmoneux, et le plus souvent il se manifeste alors de la fièvre, accompagnée de malaise, d'abattement et de dégoût. Ces symptômes subsistent ordinairement, avec plus ou moins d'intensité, pendant le neuvième et le dixième jour.

*Quatrième période.*

Le onzième jour, le cercle aréolaire pâlit du centre à la circonférence, et à mesure qu'il s'éteint, les aisselles redeviennent libres; l'engorgement du tissu cellulaire à la base du bouton se dissipe; le fluide s'épaissit et se trouble; l'appareil fébrile cesse. Alors le bouton commence à dessécher dans le centre, et se convertit peu à peu en une croûte couleur d'acajou, dont la teinte se fonce de plus en plus. Cette croûte tombe ordinairement du vingt-quatrième au trentième jour, et laisse après elle une cicatrice circulaire et profonde, bien différente des marques de la petite vérole.

Telle est la marche ordinaire de la vaccine, quelque soit d'ailleurs l'âge, le sexe et le tempérament du sujet vacciné; seulement on remarque que son cours est en général plus rapide en été qu'en hiver.

§. 14.

*Vaccine bâtarde.*

Il est une variété de la vaccine qui ne préserve pas de la petite vérole, et que l'on désigne, à cause de cela, sous le nom de fausse vaccine ou de vaccine bâtarde. On la distingue aux caractères suivans: le travail s'établit dès le lendemain, et quelquefois dès le jour même de l'inoculation;

le bouton qui se développe sur les piqûres est moins bien circonscrit, et n'a pas l'apparence vésiculaire de la vraie vaccine; aulieu d'être déprimé dans son centre, il s'élève en pointe; autour de sa base se manifeste une aréole irrégulière d'un rouge vergeté; à la place d'un fluide limpide comme de l'eau, il est rempli d'une humeur opaque et purulente qui, en se desséchant, ne forme pas une croûte lisse d'un brun foncé, mais une concrétion informe, qui a l'aspect de la gomme. Cette espèce de croûte tombe ordinairement du septième au dixième jour, sans laisser après elle une cicatrice profonde, comme la vraie vaccine.

## §. 15.

### *Causes qui peuvent y donner lieu.*

Différentes causes peuvent donner lieu au développement de la fausse vaccine, et principalement l'inaptitude du sujet et la mauvaise qualité du vaccin. Ainsi quand on vaccine un individu qui a déjà eu la petite vérole, ou la vraie vaccine, ou qui n'a aucune disposition à contracter l'une ou l'autre, on n'obtient jamais qu'une fausse vaccine. Il en est de même lorsqu'on se sert de vaccin dégénéré, soit pour avoir été conservé trop longtems, ou pour avoir été pris sur des pustules trop avancées, ou d'un bouton qui avait été tourmenté pendant son développement.

## §. 16.

### *Moyens de conserver le vaccin.*

L'impossibilité de se procurer toujours du vaccin frais, la nécessité de l'envoyer à de grandes distances, et la prompte dégénérescence de ce fluide, lorsqu'il est exposé au contact de l'air, de la lumière ou de la chaleur, ont fait imaginer différens moyens pour le conserver. Ils se réduisent tous à le garder desséché, ou à le retenir liquide.

## §. 17.

### *Sous forme sèche.*

On garde le vaccin desséché, en le recueillant sur des carrés de verre poli, que l'on fixe l'un contre l'autre par leur surfaces humectées, au moyen de quelques tours de fil; on en lutte les bords avec de la cire, et on les enveloppe dans du taffetas gommé. On se sert également de petits flacons de crystal, dont le bouchon, usé à l'émeri, est prolongé en forme de tige taillée à facettes, sur lesquelles on applique le vaccin.

On en charge des aiguilles d'or ou d'argent, des lancettes d'écaille ou d'ivoire; on les ente par leur talon sur un bouchon de liège, et on les garde dans des flacons. On en impregne des fils que l'on conserve dans des petits tubes de verre, dont on ferme l'ouverture avec de la cire. Quelque soit au reste le procédé que l'on suive, on en assure le succès, en faisant sécher promptement le vaccin au feu ou au soleil.

## §. 18.

### *A l'état liquide.*

Pour conserver le vaccin dans son état de fluidité naturelle, on en imbibe un peu de coton ou un petit morceau d'éponge très-fine, que l'on introduit dans un petit tube de verre, dont on bouche l'ouverture avec de la cire; ou ce qui vaut beaucoup mieux, on ouvre avec la pointe d'une aiguille un bouton vaccin, et quand il s'y est formé une goutte de liquide, on en approche horizontalement l'extrémité la plus effilée d'un tube capillaire: la goutte de liquide s'y absorbe, et on continue de la même manière jusqu'à ce que la tube soit rempli; après quoi on en scelle les deux bouts, en les présentant successivement à la flamme d'une bougie.

## §. 19.

### *Conservation des croûtes.*

La conservation des croûtes vaccinales exige également des précautions. Il faut les recueillir, ainsi que nous l'avons déjà fait observer, avant leur chute spontanée, c'est-à-dire, vers le vingtième jour, lorsqu'elles commencent à se lever par les bords, et ne prendre que celles qui proviennent de boutons sains, qui n'ont pas été ouverts ou tourmentés pendant leur développement. On les enveloppe dans du papier, que l'on entoure de plusieurs doubles de taffetas gommé.

§. 20.

*Moyen simple pour le mettre à l'abri du contact de l'air, etc.*

Le vaccin ainsi gardé conserve d'autant plus longtems son énergie, qu'on le met plus exactement à l'abri du contact de l'air, de la lumière et de la chaleur. On y parvient très-facilement en mettant dans un étui de buis, dont le couvercle, en bois plein, ferme à vis, les carrés de verre, les tubes, etc., chargés de vaccin; on remplit cet étui de mercure, au moyen d'une ouverture pratiquée à la partie supérieure du couvercle, que l'on ferme ensuite avec un fichet à tête plate, qui y entre à frottement.

§. 21.

*Préceptes généraux.*

La vaccine est une maladie si légère, si bénigne, qu'elle n'exige en général aucune espèce de traitement. On peut vacciner à tout âge et dans toutes les saisons, les vieillards comme les enfans nouveaux nés, avant le travail de la première dentition, et après cette époque, jusqu'à la seconde dentition. On remarque cependant que ceux qui ont les chairs flasques et molles, ainsi que les adultes qui ont la peau sêche, aride et comme furfuracée, contractent difficilement la vaccine. Si cette disposition se rencontre chez les premiers, il faut différer l'inoculation jusqu'à ce qu'ils aient pris un certain degré de force et d'embonpoint; chez les autres on parvient ordinairement à en assurer le succès, au moyen des bains ou des lotions d'eau chaude et des frictions sèches. Quelquefois aussi on rencontre des sujets qui, par leur idiosyncrasie particulière, ne paraîssent pas susceptibles de prendre la vaccine; dans ces cas, très-rares à la vérité, il convient de réitérer plusieurs fois l'inoculation, mais à des intervalles plus ou moins éloignés, en prenant toutes les précautions propres à assurer le succès de l'opération, avant de prononcer que la personne qui en est l'objet, n'est pas susceptible de contracter la maladie.

§. 22.

*Nombres des piqûres à faire.*

Un seul bouton suffit pour constituer la vaccine et préserver de la petite vérole; cependant comme il peut arriver que la piqûre s'efface, on est dans l'usage d'en pratiquer deux à chaque bras, à un pouce environ de distance l'une de l'autre; mais on ne doit jamais les multiplier davantage, pour ne pas courir les risques d'exciter une trop forte inflammation. Si malgré ces précautions, l'aréole prenait le caractère d'un érysipèle phlegmoneux, il faudrait ouvrir les boutons vaccins dans toute leur étendue, appliquer sur le bras un cataplasme émollient, et dès que la dessiccation commence, faire prendre au vacciné un léger purgatif, ainsi qu'il est prudent de le faire, toutes les fois que la vacciné détermine une réaction bien sensible.

§. 23.

*Anomalies.*

Quelquefois la vaccine présente de légères anomalies dans son cours, mais qui n'affaiblissent nullement sa vertu préservative. Ainsi on l'a vue ne se déclarer qu'au sixième, huitième, et même au dix-septième jour; ou le travail ne s'établir à quelques piqûres que longtems après le développement des autres, qui avaient été faites en même tems.

§. 24.

*Coïncidence de la vaccine avec d'autres maladies.*

Quoique dans sa coïncidence avec différentes maladies aigues du bas âge, la vaccine n'en éprouve et ne porte sur elles aucune influence fâcheuse, il convient de ne la pratiquer qu'avec une certaine réserve dans les cas d'épidémie de scarlatine, de rougeole et de coqueluche, surtout lorsqu'elles présentent quelques symptômes graves, afin de ne pas voir attribuer à la vaccine des accidens, qui ne sont que l'effet de l'épidémie régnante.

§. 25.

*Avec la petite vérole.*

Il n'en est pas de même de l'intercurrence de la vaccine avec la petite vérole, et lorsque celle-ci se déclare chez un individu vacciné, qui en avait contracté antécédemment le germe, les deux maladies marchent de pair et parcourent chacune leurs différentes périodes. Cependant l'expérience a prouvé que la variole devenait toujours d'autant plus bénigne que l'insertion de la vaccine avait précédé plus longtems l'éruption variolique. Enfin il est un genre de maladies sur lesquelles la vaccine exerce ordinairement une influence très-bienfaisante: telles sont les croûtes laiteuses, et toutes les affections légères du systême lymphatique.

Fait en séance du Comité central de vaccine du Département du Haut-Rhin; le 15 Septembre 1808.

*Signé* LANG, BARTHOLDY et MOREL, Docteurs en médecine.

*Par le Comité,* signé MOREL, Secrétaire.

---

## COMITÉ CENTRAL DE VACCINE
### DU DÉPARTEMENT DU HAUT-RHIN.

*Séance du 1.er février* 1809.

MONSIEUR LE PRÉFET,

Onze années d'expériences et de recherches ont éclairé, dans tous ses détails, la partie médicale de la vaccine, et donné à cette précieuse découverte toute la certitude que les connaissances humaines peuvent acquérir.

Aussi ne s'agit-il plus de recueillir des observations nouvelles; car déjà tous les faits sont connus : il faut seulement soutenir le zèle des amis de l'humanité, qui jusqu'ici se sont occupés de cette méthode salutaire, et régulariser leurs efforts communs, pour en obtenir de plus grands résultats.

Le compte que nous avons à vous rendre, Monsieur le Préfet, embrasse un espace de tems de treize mois, et le nombre des vaccinations qui ont été faites pendant cette époque, présente un total de onze mille huit cent vingt-sept; savoir : dans l'arrondissement de Colmar quatre mille sept cent quarante; dans celui d'Altkirch deux mille quatre cent vingt-sept; dans celui de Delémont onze cent trente-neuf; dans celui de Porrentruy treize cent dix, et enfin deux mille deux cent onze, dans l'arrondissement de Belfort.

Si l'état numérique des vaccinations dont nous venons de rendre compte, fait voir dans quelle progression étonnante l'usage de la nouvelle inoculation se multiplie d'une année à l'autre, il laisse également pressentir les résultats avantageux que promet votre arrêté du 28 juillet dernier; car déjà nous avons la certitude que dans plusieurs communes rurales, la nouvelle inoculation n'est devenue vraiment usuelle que depuis la publication de cet arrêté.

Pour completter ces détails, nous ferons connaître le résultat des recherches que nous avons entreprises sur la vaccination des chiens, en donnant un extrait du journal où nous les avons consignées.

N.° 1. Chien courant de race anglaise, de l'âge de cinq mois; vacciné par trois piqûres à un pouce de chaque côté du ligament suspensoir du fourreau. Le troisième jour de l'insertion, les piqûres travaillent; le quatrième, inflammation vive, bouton conique, opaque; le cinq, même état; sérosité jaunâtre qui suinte des boutons; l'animal se lèche fréquemment. Le six, l'inflammation s'éteint, une croûte consistante recouvre les boutons; le sept, plus d'inflammation; croûte sèche, grumelée, d'un jaune foncé. Vacciné de nouveau sans succès, à deux différentes reprises, à six semaines d'intervalle. Un mois après la dernière vaccination, la maladie se déclare, et l'animal meurt le dix-neuvième jour.

N.° 2. Lice de même race que le précédent; deux mois d'âge. Quatre piqûres disposées en losange entre les deuxième et troisième brêmes. Du trois au quatre, le travail s'annonce; le 5.e, au centre des piqûres petits boutons luisans, de forme ronde. Le 6.e, plus grand développement des boutons, dépression centrale visible, apparence vésiculaire complette, couleur argentée, légère rougeur dans le pourtour. Le 7.°, les boutons ont acquis le volume d'un pois, l'aréole se forme, le tissu cellulaire sous-cutané s'engorge, l'animal paraît inquiet. Le 8 et le 9 les accidens augmentent; état fébrile bien caractérisé. Le 10.°, la rémission a lieu, les boutons sont ternes et la dessiccation qui se fait du centre à la circonférence est complette du 12 au 13.° Le 23, chute des croûtes.

N.° 3. Lice de la même portée, vaccinée avec le N.° 2; vaccine régulière.

N.° 4. Chien levrier de Sibérie, de six semaines d'âge; vacciné au plat des cuisses vers le pli de l'aîne, d'un côté avec du vaccin frais, de l'autre avec du virus pris le septième jour, sur le N.° 3. Travail simultané aux deux cuisses, le quatrième jour de l'insertion; marche identique les jours suivans.

Les pustules de la vaccine canine ont une teinte un peu plus bleuâtre que celle des boutons provenant du vaccin pris sur l'homme.

Les chiens compris sous les N.$^{os}$ 2, 3 et 4 sont encore vivans, et n'ont eu aucune atteinte de la maladie.

N.° 5. Chien braque de six mois, inoculé avec du vaccin frais; faux travail semblable à celui du N.° 1, l'animal meurt de la maladie.

N.° 6. Grand épagneul, âgé de cinq mois; vacciné sans succès à deux différentes reprises. La maladie se déclare au septième mois; il en réchappe à force de soins.

N.° 7. Chien loup, femelle, âgée de vingt-sept jours. Travail régulier; l'animal a été perdu de vüe.

N.° 8. Chien braque de quinze jours; vacciné avec succès : à l'époque de la poussée des crocs, l'animal eut une légère diarrhée, qui cessa au bout de quelques jours.

N.° 9. Chien de même race que le précédent; trois mois d'âge. Faux travail comme au N.° 1, deux nouvelles inoculations sans succès. La maladie se déclare à l'époque ordinaire; l'animal en réchappe, mais il conserve un tremblement habituel des extrémités abdominales.

N.° 10. Mopse femelle, quinze jours d'âge; vaccine régulière. L'animal a treize mois, et n'a encore éprouvé aucun symptôme de la maladie.

N.° 11, 12, 13, 14, 15. Chiens de différentes espèces entre quatre et cinq mois d'âge, vaccinés jusqu'à trois reprises sans succès. Trois de ces animaux ont été perdus de vue; les deux autres ont contracté la maladie.

N.° 16. Lice de quinze jours d'âge, vaccinée au plat des cuisses, avec succès. A l'âge de six mois la poussée des crocs se fait, et l'animal prend une diarrhée. On lui frotte à plusieurs reprises les naseaux avec la morve d'un chien, qui a la maladie; elle ne la contracte pas.

Il résulte de tous ces faits, que la vaccine a la propriété de préserver les chiens de la maladie qui leur est particulière à l'époque de la seconde dentition, et que la vaccination réussit d'autant plus sûrement que l'animal est plus jeune encore.

Fait et arrêté en séance du Comité central à Colmar, le 1.er février 1809.

*Signé* LANG, BARTHOLDY, MOREL.

*Pour copie conforme : signé* MOREL, M. D.r

# RELEVÉ GÉNÉRAL,

## PAR ARRONDISSEMENT DE SOUS-PRÉFECTURES,

Des vaccinations faites dans le Département du Haut-Rhin, depuis le 1.er décembre 1807 jusqu'au 1.er janvier 1809.

| | | | Nombre des vaccinations. |
|---|---|---|---|
| ARRONDISSEMENT | *de Colmar*... | Comité central........ | 4740 |
| | *d'Altkirch*... | Comité à Mülhouse.... | 2427 |
| | *de Delémont*. | Deux Comités; à Delémont et à Bienne....... | 1139 |
| | *de Porrentruy* | Deux Comités; à Porrentruy et à Montbéliard. | 1310 |
| | *de Belfort*........................ | | 2211 |
| | TOTAL GÉNÉRAL........... | | 11827 |

Certifié conforme aux états particuliers adressés au Comité central de vaccine du Département du Haut-Rhin.

A Colmar, le 1.er février 1809.

*Signé* MOREL, M. D.r

## MINISTÈRE DE L'INTÉRIEUR.

Paris, le 28 septembre 1809.

*Le Secrétaire du Comité central de la Société de vaccine, établi près Son Excellence le Ministre de l'Intérieur, à Monsieur le Préfet du Haut-Rhin, Baron de l'Empire.*

MONSIEUR,

Le Comité a entendu dans sa dernière séance la lecture de la lettre que vous lui avez fait l'honneur de lui adresser le 16 de ce mois, et à laquelle étaient joints le relevé des vaccinations pratiquées dans votre Département en 1808, ainsi que votre arrêté du 28 juillet de la même année. Je m'empresse de vous témoigner notre reconnaissance pour la communication directe que vous avez bien voulu nous faire de ces pièces. Déjà le nombre de vos vaccinations est porté sur l'état général que je fais dresser pour tout l'Empire, et jusqu'à présent il n'est surpassé que par deux Départemens.

Le Comité ne doute pas que le succès que vous avez obtenu, ne soit une conséquence de la mesure que vous avez prise, relativement aux

Primes d'encouragement. L'espoir d'une récompense quelconque a stimulé l'émulation de beaucoup de gens de l'art; tous ont voulu y acquérir des droits, et il en est résulté un grand nombre de vaccinations. C'est-là le but auquel tendaient vos efforts, et vous pouvez vous féliciter, Monsieur le Préfet, de l'avoir atteint. Si ce moyen si utilement employé peut être mis en usage encore un an ou deux, il est presque certain que vous aurez résolu le problême de la possibilité d'éteindre la petite vérole. Déjà la presque totalité des naissances dans votre Département est hors de ses atteintes; par conséquent il ne reste plus qu'à entretenir l'heureuse impulsion que vous avez donnée. Le Comité en sent toute l'importance, et il ne négligera aucun moyen de vous seconder dans cette louable entreprise. Il n'a point oublié que vous êtes un des premiers Administrateurs qui ait manifesté hautement son vœu pour la nouvelle inoculation; il sait que votre activité s'est constamment accrue par les obstacles; il se rappelle avec reconnaissance qu'il vous a vu dans ses rangs prendre part à ses travaux, et honorer ses séances publiques. Toutes ces preuves de zèle, Monsieur le Préfet, nous sont infiniment sensibles, et je me félicite de pouvoir vous dire, au nom de tous mes collègues, l'impression qu'elles ont laissée dans nos esprits.

Recevez, Monsieur le Préfet, les remercimens du Comité, et ayez la bonté d'agréer avec les sentimens d'estime profonde qu'il vous porte, ceux de la haute considération avec laquelle

J'ai l'honneur d'être,

Votre très-humble et très-obéissant serviteur,

*Signé* Husson.

---

## COMITÉ CENTRAL DE VACCINE
### DU DÉPARTEMENT DU HAUT-RHIN.

*Séance du* 3 *janvier* 1810.

Conformément à l'article 6 de l'arrêté de Monsieur le Baron de l'Empire, Préfet du Département du Haut-Rhin et Membre de la Légion d'Honneur, en date du 28 juillet 1808, qui établit des Primes d'encouragement à distribuer aux vaccinateurs qui, dans l'espace d'une année, auront fait le plus grand nombre de vaccinations dans ce Département, le Comité procède au dépouillement des états de vaccinations qui lui ont été adressés, dans le courant de l'année dernière.

Ce dépouillement présente une quantité de huit mille sept cent quatre-vingt-une vaccinations; mais comme ce nombre ne donne pas à beaucoup près l'effectif de toutes celles qui ont été faites, le Comité arrête d'adresser une lettre circulaire à tous les Docteurs en médecine, en chirurgie, Officiers de santé et Ministres des cultes, avec invitation de lui transmettre, dans le délai d'un mois, le résultat de leurs travaux; prorogeant à cet effet le terme fixé pour le concours relatif aux Primes, mais après lequel les états qui lui parviendraient, ne seront portés que pour mémoire au tableau général des vaccinations faites dans le Département.

Et ont signé les membres du Comité central :

BARTHOLDY, MÉGLIN et MOREL.

*Séance du 5 février.*

Le Secrétaire présente au Comité seize états de vaccinations qui lui sont parvenus depuis sa dernière séance. Le dépouillement de ces états offre une somme de trois mille deux cent quinze vaccinations, qui jointe à celle de huit mille sept cent quatre-vingt-une déjà connues, présente un total de onze mille neuf cent quatre-vingt-seize vaccinations bien constatées, qui ont été faites dans le Département du Haut-Rhin, dans le courant de l'année dernière, et dont l'indication se trouve aux tableaux n.os 1 et 2, annexés au présent procès-verbal.

Le Comité a la certitude que l'effectif des vaccinations, qui ont eu lieu en 1809, est plus considérable encore, parce qu'il sait que plusieurs de ses collaborateurs ont négligé d'en prendre note, attendu que dans les cantons qu'ils habitent, la nouvelle inoculation est si généralement adoptée,

adoptée, que le nombre des vaccinations est toujours égal à celui des naissances. Il estime que l'on peut évaluer à un sixième en sus de la quantité connue, les vaccinations qui ont été faites dans le courant de l'année dernière.

Le relevé du tableau n.° 1, qui donne la liste alphabétique des vaccinateurs, présente Messieurs Richard, Maudrux, Rodrian, Schreiner et Staub père, comme ayant fait le plus grand nombre de vaccinations. Le Comité les désigne par conséquent à Monsieur le Préfet, et propose de leur accorder les Primes d'encouragement dans l'ordre qui suit:

SAVOIR:

La première Prime de cinq cent francs à M.r Richard, Docteur en médecine à Colmar, qui a vacciné quatorze cent six individus.

La deuxième Prime de quatre cent francs à M.r Maudrux, Médecin à Dannemarie, dont les vaccinations s'élèvent à huit cent quatre-vingt-seize.

La troisième Prime de trois cent francs à M.r Schreiner, Officier de santé à Riquewihr, comme ayant vacciné sept cent trente-sept personnes.

La quatrième Prime de deux cent francs à Monsieur Rodrian, Officier de santé à Soultz, pour avoir vacciné cinq cent trois sujets.

Enfin la cinquième Prime de cent francs, à Monsieur Staub, père, Officier de santé à St.e

Marie-aux-mines, qui a pratiqué quatre cent quatre-vingt-cinq vaccinations.

Après avoir indiqué ceux de ses collaborateurs, qui, par le nombre de leurs vaccinations, ont droit aux Primes d'encouragement, le Comité croit devoir en mentionner honorablement plusieurs autres, qui par leur zèle et leur persévérance ont le plus contribué à répandre la nouvelle méthode. Dans ce nombre, il citera particulièrement Messieurs Morel, Médecin des épidémies à Montbéliard, et Vetter, Docteur en médecine à Mulhouse; Messieurs les Officiers de santé Mumenthaler à Courtelary, Verdat à Delémont, Volck à Renan; ainsi que Messieurs les Desservans Bisch à la Poutroye, Feltin à Rougemont, Deyber à Sewen, qui ont pratiqué eux-mêmes l'inoculation de la vaccine; il citera également avec éloges Messieurs les Desservans de Hartmannswiller et de Berrwiller, qui ont employé toute l'influence de leur ministère à faire adopter cette précieuse découverte dans les cantons de Soultz et de Guebwiller.

Parmi les observations que le Comité a recueillies dans sa correspondance, il ne croit pas devoir citer celles qui sont relatives à la coïncidence de la vaccine avec la variole, qui est toujours d'autant plus bénigne que le développement de la première est plus avancé; il n'indiquera pas une foule d'exemples qui constatent l'influence bienfaisante de la nouvelle inoculation, sur diverses maladies du premier âge, sur celles surtout qui tiennent à un vice du systême lymphatique; il ne parlera pas de ces éruptions surnuméraires dont les boutons ont tous les caractères de la vraie vaccine, et que l'on remarque quelquefois, mais toujours en petit nombre, chez certains sujets: ces faits sont connus de tous les vaccinateurs; mais il rapportera en détail deux observations qui lui ont paru en consigner de nouveaux.

L'une d'elles concerne un enfant mâle de l'âge de quatre ans, que le Docteur Richard avait vacciné le 3 avril dernier, par six piqûres faites très-près du coude, à cause de l'indocilité du sujet. Le 10 avril, la vaccine avait acquis tout son développement, mais les démangeaisons causées par l'inflammation aréolaire étaient si fortes, que l'enfant déchira les boutons et les suça à plusieurs reprises. Quatre jours après, c'est-à-dire le 14 avril, il lui survint une éruption de cinquante-trois boutons, dont dix à la face, cinq au col, quinze à la poitrine et au dos, vingt sur les bras, les cuisses et les jambes, et trois à la plante des pieds. Cette dernière circonstance ayant fait croire aux parens de l'enfant qu'il avait contracté la petite vérole, le Docteur Richard fût mandé le même jour. Ce médecin, après avoir examiné avec soin les boutons existans, reconnut à l'ensemble de leurs caractères extérieurs, mais sur-tout à la dépression centrale, qui déjà était sensible à la vue, que l'éruption qui avait lieu, était une véritable vaccine générale; deux jours plûtard, le développement des boutons était si prononcé, qu'il ne fut plus possible d'en méconnaître la nature. Pour s'en assurer bien positivement, il en inocula la matière à dix-sept enfans de tout âge et de tout sexe; tous eurent une vaccine régulière, dont la marche fut parfaitement semblable à celle qui avait été développée avec la matière prise des boutons d'insertion.

Le Docteur Richard pense que cette anomalie singulière est due à la déglutition du vaccin, et il fonde son opinion sur un fait semblable arrivé à une petite fille de huit ans. Cet enfant, au rapport de sa mère, eut, quatre jours après avoir sucé la vaccine de son frère cadet, une éruption d'une vingtaine de boutons, en tout semblables à ceux de l'insertion.

Sans partager l'opinion du Docteur Richard, nous pensons que le fait dont s'agit mérite de fixer l'attention des gens de l'art, et qu'il importe de chercher à le reproduire dans des circonstances semblables, afin d'en acquérir une entière certitude. Mais c'est ici le lieu de signaler, comme nous l'avons toujours fait, les inconvéniens inséparables de la multiplicité des piqûres et de leur trop grand rapprochement.

La deuxième observation est relative à la guérison d'un enfant scrophuleux, par l'inoculation de la vaccine : Nous allons la transcrire telle que son auteur, Monsieur Prêtre, Docteur en médecine et en philosophie de l'université de Pise, et Chirurgien du collège royal de chirurgie à Edimbourg, établi à Corgémont, nous l'a communiquée. « Une petite fille de cinq ans, née d'une mère qui mourut d'une phtysie tuberculeuse, portait tous les symptômes d'un vice scrophuleux bien prononcé; elle avait le teint fleuri, un écoulement purulent par l'oreille droite, la parotide ulcérée et plusieurs autres glandes sous-maxillaires fortement engorgées. Une carie profonde, avec ulcère, occupait le quatrième os du métacarpe gauche; le ventre paresseux et rénitent laissait soupçonner un engorgement dans les glandes du mésentère. Après avoir employé longtems le mercure sulphuré, les toniques, le muriate de baryte, etc., sans aucune apparence de succès, je cessai tout remède et je me décidai à vacciner la petite malade. Je fis, à la face interne de la cuisse droite, plusieurs piqûres, dans lesquelles j'introduisis le vaccin, en frottant. Il en résulta une éruption abondante de pustules, dont les croûtes confondues pendant la dessiccation, offraient l'aspect d'une dartre purulente, qui occupait un tiers de la longeur du membre. Pendant les progrès de la dessiccation, l'écoulement de l'oreille vint à târir; l'engorgement des glandes sous-maxillaires se dissipa; l'exfoliation se fit à l'os du métacarpe, qui était carié, et l'ulcère fut bientôt cicatrisé par l'usage d'un emplatre d'assa-fœtida. Le ventre devint souple, et l'enfant éprouva en général un mieux être si marqué que tout le monde en fut surpris. Deux légères cicatrices sont les seuls restes de ses infirmités passées. „ Le Docteur Prêtre ajoute que cette observation le confirme dans l'opinion qu'il a toujours eue de la possibilité de détruire les maladies hérédi aires, chez les enfans.

Bien que la guérison de l'enfant qui fait le sujet de l'observation que nous venons de citer, ait eu lieu pendant la durée de la vaccine, ou se soit opérée peu après, nous ne croyons pas qu'on puisse l'attribuer exclusivement à la nouvelle inoculation. Elle y a contribué puissamment sans doute, en déterminant une réaction profonde, que le mode d'insertion a rendu plus énergique encore; mais l'organisme avait été disposé à la recevoir, par un long usage des remèdes appropriés à ce genre de maladies. C'est dans cette influence bienfaisante que consiste l'un des grands avantages de la vaccine sur l'inoculation de la petite vérole, toujours dangereuse ou au moins impraticable, lorsqu'il existe des affections maladives. Depuis huit ans, nous avons préconisé ces effets salutaires de la nouvelle méthode, et nous pouvons nous applaudir d'y avoir, les premiers, fixé l'attention des hommes de l'art.

A la suite de ces observations, nous ferons connaître que notre estimable collaborateur, Monsieur le Pasteur Himmely a découvert des croûtes de vaccine, au haut des trayons des vaches, qui fréquentent les pâturages des gorges de Moûtier; il se propose de continuer ses recherches l'été prochain, s'il est moins humide que le dernier, et il espère trouver dans son état primordial cette singulière affection des vaches.

Déjà, en l'an dix, nous avions conçu le même espoir, d'après un grand nombre d'indications que nous avions obtenues dans la vallée de Munster, et vraisemblablement nos recherches n'eussent pas été vaines, si des circonstances imprévues ne nous avaient pas empêchés de les poursuivre.

Fait et arrêté en séance du Comité central de vaccine du Département du Haut-Rhin.

A Colmar, le 5 février 1810.

*Signé* Bartholdy, Méglin et Morel.

*Pour Copie conforme:* signé Morel, Secrétaire.

## COMITÉ CENTRAL DE VACCINE
### DU DÉPARTEMENT DU HAUT-RHIN.

*Extrait des registres de la Préfecture du Département du Haut-Rhin, du 1.er Mars 1810.*

Le Baron de l'Empire, Membre de la Légion d'Honneur, Préfet du Département du Haut-Rhin,

Vu son arrêté du 18 juillet 1808, relatif aux Primes d'encouragement à distribuer entre les vaccinateurs de ce Département qui, dans le cours de l'année 1809, auront vacciné le plus d'individus;

Vu les procès-verbaux du Comité central de vaccine, séant à Colmar, qui désignent les vaccinateurs ayant droit aux Primes d'encouragement;

Arrête ce qui suit:

La première Prime de *cinq cent francs* est décernée à Monsieur Richard, Docteur en médecine à Colmar, qui a vacciné *quatorze cent six* individus.

La seconde Prime de *quatre cent francs*, à Monsieur Maudrux, Médecin à Dannemarie, dont les vaccinations s'élèvent à *huit cent quatre-vingt-seize*.

La troisième Prime de *trois cent francs*, à Monsieur Schreiner, comme ayant vacciné *sept cent trente-sept* personnes.

La quatrième Prime de *deux cent francs*, à Monsieur Rodrian, Officier de santé à Soultz, pour avoir vacciné *cinq cent trois* sujets.

La cinquième Prime de *cent francs*, à Monsieur Staub, père, Officier de santé à St.e Marie-aux-mines, qui a pratiqué *quatre cent vingt-cinq* vaccinations.

Il sera délivré en conséquence des mandats pour lesdites sommes au profit de Messieurs les Médecins et Officiers de santé ci-dessus dénommés, et il sera adressé en même tems à chacun d'eux une expédition du présent arrêté.

Et attendu que plusieurs autres vaccinateurs ont concouru d'une manière efficace à la propagation de la nouvelle inoculation, le Préfet voulant leur donner un témoignage de sa satisfaction particulière, et les désigner à la reconnaissance publique;

Arrête en outre que la liste générale des vaccinateurs désignant le nombre de vaccinations opérées par chacun d'eux, sera imprimée à la suite du présent arrêté et du rapport du Comité central de vaccine.

Expédition du présent arrêté et des pièces à l'appui sera addressée à S. E. le Ministre de l'intérieur et au Comité central de vaccine séant à Paris.

*Signé* FÉLIX DES PORTES, Préfet.

Certifié conforme: *le Secrétaire général de la Préfecture*, signé J. Briche.

# RELEVÉ GÉNÉRAL,

## PAR ARRONDISSEMENT DE SOUS-PRÉFECTURES,

## Des vaccinations faites dans le Département du Haut-Rhin, pendant l'année 1809.

| | | | Nombre des vaccinations. |
|---|---|---|---|
| ARRONDISSEMENT | *de Colmar*. . . | Comité central . . . . . . | 6339 |
| | *d'Altkirch*. . . | Comité à Mulhouse . . . | 732 |
| | *de Delémont* . | Deux Comités ; à Delémont et à Bienne. . . . . . . | 1446 |
| | *de Porrentruy* | Deux Comités ; à Porrentruy et à Montbéliard. | 506 |
| | *de Belfort*. . . | . . . . . . . . . . . . . . . . . . | 2973 |
| | TOTAL GÉNÉRAL . . . . . . . . . | | 11996 |

Certifié conforme aux états particuliers adressés au Comité central de vaccine du Département du Haut-Rhin.

A Colmar, le 5 février 1810.

*Signé* Morel, M. D.[r]

Paris, le 4 avril 1810.

*Le Ministre de l'Intérieur, Comte de l'Empire, à Monsieur le Préfet du Département du Haut-Rhin.*

Monsieur, je vous envoie une médaille que, sur le rapport du Comité central établi près de moi, j'ai cru devoir décerner à M.r Hymmeli, Pasteur à Court, comme une récompense du zèle qu'il a montré pour la propagation de la vaccine pendant les années 1806 et 1807. Je désire que ce témoignage de ma satisfaction lui soit donné avec tout l'éclat que vous croirez convenable, cette distribution devant en même tems servir de récompense pour ceux qui l'ont obtenue, et de motif d'émulation pour ceux dont les efforts ont besoin d'être soutenus par l'espoir d'en obtenir de semblables.

Je vous renouvelle l'assurance de ma parfaite considération.

*Signé* Montalivet.

## *Rapport du Comité central de vaccine pour l'année* 1810.

Monsieur le Préfet,

Ainsi que le porte l'arrêté qui fixe son institution, le Comité central doit vous rendre compte chaque année de l'état de la vaccine dans ce Département. C'est pour la huitième fois qu'il vient remplir cette tâche si honorable, et cette fois encore il n'a que des succès à vous faire connaître.

Cinquante-quatre états de vaccinations sont parvenus au Comité; leur dépouillement présente un total de dix mille vingt-trois vaccinations opérées dans le courant de l'année 1810.

Savoir:

| | | |
|---|---|---|
| Dans l'arrondissement de Colmar, | 5882 | 10,023. |
| Dans celui d'Altkirch, . . . . . . | 1213 | |
| Dans celui de Delémont, . . . . . | 466 | |
| Dans celui de Porrentruy, . . . . | 142 | |
| Enfin dans l'arrondiss. de Belfort, | 2320 | |

La liste alphabétique des vaccinateurs qui ont correspondu avec le Comité, indique Messieurs Siffert, Richard, Rodrian, Stutz et Culla, comme ayant fait le plus grand nombre de vaccinations. Le Comité vous les désigne par conséquent, M.r le Préfet, et vous propose de leur accorder les Primes d'encouragement instituées par votre arrêté du 28 juillet 1808, dans l'ordre qui suit;

SAVOIR:

La première Prime de cinq cent francs, à Monsieur Siffert, officier de santé à Florimont, qui a fait douze cent onze vaccinations.

La deuxième Prime de quatre cent francs, à Monsieur Richard, docteur en médecine à Colmar, comme ayant vacciné onze cent quatorze individus.

La troisième Prime de trois cent francs, à Monsieur Rodrian, officier de santé à Soultz, dont les vaccinations s'élèvent à huit cent vingt-quatre.

La quatrième Prime de deux cent francs, à Monsieur Stutz, officier de santé à Munster, pour avoir vacciné huit cent sept individus.

Enfin la cinquième Prime de cent francs, à Monsieur Culla, officier de santé à Bollwiller, qui a pratiqué six cent cinquante-six vaccinations.

En ajoutant à la somme des vaccinations opérées dans le courant de 1810, toutes celles qui ont été faites depuis l'année 1801, et dont le résultat a été bien constaté, on trouve que le nombre des vaccinations qui ont eu lieu dans le Département du Haut-Rhin, depuis que la nouvelle inoculation y a été introduite, s'élève à soixante-cinq mille huit cent quatre-vingt-neuf, ce qui donne pour terme moyen six mille cinq cent quatre-vingt huit $\frac{9}{10}$ vaccinations par année.

Il résulte de cet apperçu que dans le Département du Haut-Rhin, environ la moitié des naissances de chaque année, a été soustraite à l'influence de la petite vérole, et que sa probabilité de vie a été par conséquent augmentée proportionellement au nombre des individus, qui seraient morts nécessairement de cette maladie dans le même espace de tems; ce qui explique l'accroissement de population que l'on observe dans le Département, depuis que l'inoculation de la vaccine y est devenue habituelle.

Dans sa correspondance, le Comité a recueilli de nouveaux faits, qui constatent l'influence salutaire que la vaccine exerce sur diverses maladies particulières au premier âge de la vie, et principalement sur les affections chroniques des yeux, qui tiennent à un vice scrophuleux.

Ainsi l'un de ses collaborateurs a vu, chez une petite fille de dix ans, une ophthalmie, qui depuis plusieurs années occupait l'oeil gauche, se calmer, dès le neuvième jour de la vaccination, et se dissiper entièrement, en moins de six semaines, par l'effet d'une suppuration abondante provoquée aux points d'insertion, au moyen d'un onguent épispastique. Dans un cas semblable, Monsieur Rodrian, officier de santé à Soultz, se fondant sur l'utilité des exutoires placés à la nuque, se décida à vacciner simultanément à cette partie et aux deux bras, un enfant de trois ans qui, depuis les premiers mois de sa naissance, souffrait d'une ophthalmie chronique aux deux yeux, et le résultat de cette entreprise eut le plus grand succès.

On sait que par l'intercurrence d'une maladie aigue grave, la marche de la vaccine est quelquefois interrompue, mais que le plus souvent elle reprend son cours ordinaire, dès que la santé de l'individu est bien rétablie. Le Docteur Thaler, à Massevaux, a eu occasion d'observer cette anomalie singulière sur un enfant de huit mois, qui le troisième jour de la vaccination, fut atteint de la dissenterie par suite d'une violente frayeur que la mère avait éprouvée pendant l'allaitement. Aussitôt le travail de la vaccine fut étouffé, et il ne reprit que le dix-septième jour à compter de l'insertion, alors que la convalescence de l'enfant fut bien assurée.

En terminant ce rapport, le Comité croit devoir prévenir les vaccinateurs de ne pas s'en laisser imposer par les apparences de ces éruptions générales, qui ont quelquefois la plus grande analogie avec la vaccine inoculée, et il les engage très-instamment à n'employer pour leurs inoculations que le fluide provenant des boutons d'insertion.

Fait et arrêté en séance du Comité central de vaccine.

A Colmar, le 24 avril 1811.

*Signé* Morel M. D.r Méglin, Docteur.

# RELEVÉ GÉNÉRAL,

## PAR ARRONDISSEMENT DE SOUS-PRÉFECTURE,

Des vaccinations faites et régulièrement constatées dans le Département du Haut-Rhin, depuis le mois de septembre 1800 jusqu'au 31 décembre 1810.



| ANNÉE. | NOMBRE DES VACCINATIONS dans l'arrondissement de | | | | | TOTAL par ANNÉE. |
|---|---|---|---|---|---|---|
| | Colmar. | Altkirch. | Delémont. | Porrentruy. | Belfort. | |
| An IX, X et XI ( 1800 à 1803 ) . . | 1957 | 2583 | 172 | 1120 | 255 | 6087 |
| An XII ( 1803 à 1804 ) . . | 2919 | 1220 | 487 | 730 | 1815 | 7201 |
| An XIII ( 1804 à 1805 ) . . | 2679 | 1053 | 676 | 788 | 735 | 5931 |
| An XIV ( 1805 et 1806 ) . . | 2652 | 1054 | 853 | 503 | 961 | 6023 |
| 1807 . . . . . . | 3045 | 6126 | 680 | 366 | 584 | 6801 |
| 1808 . . . . . . | 4740 | 2427 | 1139 | 1310 | 2211 | 11827 |
| 1809 . . . . . . | 6339 | 732 | 1446 | 506 | 2973 | 11996 |
| 1810 . . . . . . | 5882 | 1213 | 466 | 142 | 2320 | 10023 |
| TOTAL par Arrondissement . . . | 30213 | 12408 | 5919 | 5465 | 11884 | |
| TOTAL GÉNÉRAL . . . . . . . . . . | | | | | | 65889 |

Certifié conforme aux états particuliers.

*Le Secrétaire du Comité central de vaccine.* Signé MOREL, D.r M.

www.ingramcontent.com/pod-product-compliance
Ingram Content Group UK Ltd.
Pitfield, Milton Keynes, MK11 3LW, UK
UKHW021044230726
13926UKWH00004B/1640